L'ABUS DE POUVOIR REND MALADE

Psycho-Logiques

Collection dirigée par Philippe Brenot et Alain Brun

Sans exclusives ni frontières, les logiques président au fonctionnement psychique comme à la vie relationnelle. Toutes les pratiques, toutes les écoles ont leur place dans Psycho-Logiques.

Sylvie PORTNOY-LANZENBERG, *Le pouvoir infantile en chacun*, Source de l'intolérance au quotidien.

André DURANDEAU et Charlyne VASSEUR-FAUCONNET (sous la dir. de), *Sexualité, mythes et culture*.

Claire SALVY, *Jumeaux de sexe différent*.

Maurice RINGLER, *La création du monde par le tout-petit*.

Loick M. VILLERBU, *Psychologues et thérapeutes*, sciences et techniques cliniques en psychologie.

Michel LARROQUE, *Hypnose*, suggestion et autosuggestion.

Alain BRUN, *De la créativité projective à la relation humaine* (à paraître).

Pierre BENGHOZI, *Cultures et systèmes humains* (à paraître).

Sylvie Portnoy

L'ABUS DE POUVOIR REND MALADE

Rapports dominant - dominé

Editions **L'Harmattan**
5 - 7 rue de L'Ecole - Polytechnique
75005 PARIS

ISBN : 2-7384-2857-6

A la mémoire de mes parents

INTRODUCTION

L'abus de pouvoir rend malade. Il empêche la participation active de l'individu aux situations qui le concernent en le soumettant à diverses contraintes. En d'autres termes, il le prive de sa responsabilité. Il l'aliène.

L'autorité abusive décrète, dicte, oblige.., sans tenir compte des capacités personnelles de l'individu. Elle ne lui laisse pas le temps de trouver son désir, de l'affirmer et de le confronter aux limites qu'imposent les lois de la vie. Si le pouvoir aliénant écrase l'espace de la liberté subjective c'est qu'il craint que s'exprime la différence de chaque "un", une différence dérangeante qui le met dans l'insécurité.

La vie n'a de sens que si j'y adhère suffisamment, si j'y collabore en cherchant sans cesse mes accords à travers mes désaccords, pour écrire ma "partition" de l'existence, expérience unique faite de la subtilité de mille rencontres personnelles par lesquelles je trouve ma mesure.

Le pouvoir abusif entrave cette voie créative que chacun doit trouver pour participer de façon responsable à l'aventure périlleuse de la vie. Non respecté en sa différence, ou en d'autres termes privé de l'attention et de la compréhension d'autrui qui adoucissent sa solitude existentielle, l'individu sans liens fraternels dérive...

Aujourd'hui, la destruction des écosystèmes et les menaces qui pèsent sur la planète ne nous alertent guère en proportion des dangers encourus. Lorsque l'on est soi-même malmené, pourquoi s'inquiéter des équilibres naturels ? Il n'y a pas suffisamment de raison de se battre pour que se perpétue la vie, une vie pervertie que l'on subit et que l'absence de solidarité rend dérisoire. Ainsi l'individu détruit en sa liberté par le pouvoir abusif devient vengeur et désespéré, dominant à son tour ou détruisant tant sa personne que son environnement. C'est cela la maladie. Bien sûr pas celle que provoque un virus en nous agressant de l'extérieur mais celle que nous donnons à nous-mêmes et face à laquelle nous sommes sans défense, sans immunité qui vaille, sauf à retrouver l'intelligence des limites.

La puissance incontrôlée de l'homme est aujourd'hui le plus grand péril qui pèse sur la vie.

L'homme va-t-il advenir à un savoir qui lui permette de dominer sa propre pulsion de domination? De la réponse dépend notre avenir terrestre.

I / Première partie

COMMENT GERER NOTRE PULSION DE DOMINATION

A) NAITRE ET S'INDIVIDUER

Notre tendance à la toute-puissance est infantile. Elle est ce qui nous reste d'un besoin de protection de type matriciel qui fut notre expérience durant les neuf mois qu'a duré notre gestation. C'est dans cette protection que nous nous sommes d'abord établis. Si le destin nous a déposés dans un foyer à peu près sain, notre environnement a prolongé cette protection et a fait transition entre le dedans du corps maternel et le dehors: notre mère, s'identifiant à notre extrême impuissance, nous a enveloppés de ses soins, veillant ainsi à adoucir pour nous tous les heurts que le monde pouvait nous occasionner afin que nous nous y adaptions progressivement. Et conjointement notre père a socialement fait front, seul, pour que sa femme se consacre à son nourrisson.

Après notre naissance donc, cette mère "porteuse et protectrice" à notre disposition, nous a fait profiter d'un état de fusion. L'environnement à travers elle semblant se plier à nous presque magiquement. Aux moindres cris témoignant de notre tension, le sein ou le biberon était là pour remplir notre organisme d'un flux chaud et apaisant. Au moindre inconfort, une couche propre nous remettait dans la douceur... La plupart de nos malaises, un à un , se trouvaient contenus par les bras maternels solides et câlins et par son regard bienveillant qui nous communiquait une sécurité fondamentale.

Et puis cette "mère cocon" adaptée à notre fragilité a relâché son attention au fur et à mesure que nous grandissions et que nous étions capables de faire face à la réalité, réalité souvent contrariante qui nous rendait conscients de nos limites d'individu, de la différence d'autrui par rapport à nous et des conflits amenés par la vie.

Plus nous avons été accompagnés avec amour et dévouement durant les premiers temps de notre existence, plus par la suite la confiance dans les liens de solidarité nous rend aptes à affronter l'insécurité liée à l'aventure quotidienne que nous avons à vivre. Initialement respectés en notre extrême fragilité d'enfant, nous sommes davantage disposés à renoncer à notre toute-puissance infantile pour chercher des accords fraternels qui respectent la différence d'autrui. Plus nous avons été malmenés jadis, moins nous sommes prêts à renoncer à cette toute-puissance qui reste notre seule sécurité. Et nous restons pris par le passé, "enfants" accrochés à ceux qui nous ont privés de cette force que donne l'amour ; nous recherchons toujours leur protection à défaut d'avoir confiance en nous.

La toute-puissance est une illusion nécessaire au début de l'existence : elle permet à l'enfant de penser que le monde et autrui sont "mêmes" que lui, à une époque ou l'altérité viendrait le briser. Lorsqu'elle peut être remplacée par des liens de confiance et de réciprocité, elle s'estompe pour laisser place à la réalité.

Si l'espoir que donne la compréhension manque à l'individu, il continue de trouver refuge dans la toute-puissance et l'illusion. Ainsi, pour certains adultes arrêtés dans ce type de défense poussée à l'extrême, ce qui n'est pas identique à soi n'existe pas ou doit être éliminé.

Quand bien même notre petite enfance a été suffisamment

bonne, nous ne sommes pas pour autant débarrassés de nos tendances infantiles. Au regard du paradis perdu matriciel, l'état individué reste une blessure mal cicatrisée.

Deux économies différentes nous animent du dedans.

Avant d'être séparés de notre mère, notre continuité d'existence s'est établie durant neuf mois corps dans corps, sans manque éprouvé.

Ce dernier est venu avec la section du cordon et la perte du placenta rompant à tout jamais avec cette tranquillité fluide qui nous parcourait et nous alimentait sans heurt ni rupture. Nous nous sommes constitués en ce flux régulier, calmant : lorsque la vie à l'air libre génère en nous désordre et tension, nous cherchons un apaisement afin de nous rétablir suffisamment en cette continuité initiale. Si nous n'y parvenons pas, l'angoisse nous étreint et nous craignons d'être désintégrés.

L'univers du fœtus est fusionnel. Au sortir de la matrice, lorsque d'indistinct de l'autre nous nous retrouvons dans un corps séparé, l'économie pulsionnelle en nous s'adjoint à l'économie fusionnelle qui lui préexistait ; alors, s'y retrouver en sa continuité d'existence tout en affermissant son identité individuée consiste à rechercher son équilibre entre deux tendances contraires, en une oscillation toujours précaire.

Dans le ventre de la mère, l'énergie interne à l'enfant circule de façon constante grâce aux dispositifs physiologiques de la grossesse ; on peut donc dire qu'alors le petit connaît uniquement une économie fusionnelle, tous ses besoins étant instantanément pourvus et la tension liée au manque lui étant inconnue.

Avec la naissance, ce qui était lié et identique est rompu et devient différent. Ce qui était flux constant se complique de discontinuité. Une autre énergétique est donnée à vivre au petit : cette économie nouvelle peut être qualifiée de pulsionnelle. La séparation des corps confronte le nouveau-né à l'inconnu. Le manque qu'il en éprouve provoque en lui une excitation ; ainsi perturbé, il va rester tendu jusqu'à trouver un objet satisfaisant son besoin : alors il pourra s'apaiser et retrouver son calme passé. Le mouvement énergétique pulsionnel peut être décomposé ainsi : manque-tension-acmé de l'excitation.. ensuite détente.

Face à l'économie fusionnelle, l'économie pulsionnelle signifie donc rupture et tension. Ce double enjeu énergétique se retrouve dans toute activité humaine. A quelque âge que ce soit, la difficulté pour tout individu est de parvenir à concilier en lui ces deux économies. Elles resteront toujours différentes. Mais c'est de leur coexistence qu'il pourra s'animer en son être dans une dynamique ouverte aux changements. Il est nécessaire que ces deux économies se "rencontrent" suffisamment pour générer la vie. Le pulsionnel doit venir rejoindre la continuité d'existence du sujet.

L'accès au pulsionnel fait sortir de l'indifférenciation première et permet une évolution vers l'individuation. Il faut donc que ce système énergétique parvienne à se connecter à l'économie fusionnelle (a-pulsionnelle) qui le précède dans le temps, à ce flux énergétique calme et continu, source pour chacun d'une confiance existentielle qui le soutient de façon vitale.

L'homme doit sans cesse chercher des compromis entre son aspiration primaire à la tranquillité et ses pulsions qui le poussent à bouger. Toute sa vie, il reste travaillé du dedans par ces deux économies différentes souvent en conflit. Il lui faut les connaître et apprendre à les gérer au mieux. S'il ne se prête pas a ce jeu en lui, s'il ne veut pas comprendre que c'est en équilibre entre ces mouvements contraires qu'il est le plus en vie, il se met à détester sa condition. Il ne peut trouver cette liberté qui est donnée à qui accepte les lois de l'existence. Collaborer à la vie, c'est tâcher de concilier ces conflits internes en trouvant des accords propres à adoucir notre blessure existentielle d'être mortel.

Etre adulte c'est se contenir.

Un individu mature est censé être responsable de ses actes; cela signifie qu'il doit contenir suffisamment ses excès pour se comporter avec respect. Il lui faut parvenir à juguler sa toute-puissance infantile et à gérer ses tendances contraires jusqu'à trouver un compromis. Alors en lui chaque économie pourra faire butée aux prétentions exclusives de l'autre; ainsi elles se limiteront mutuellement en leurs excès.

S'il n'accepte pas les butées à sa toute-puissance qu'implique en lui la friction des différences, l'individu reste en deçà de ses potentialités de vivant, tantôt soumis à sa peur de vivre, tantôt brûlé par le feu des passions qui le gouvernent. En d'autres termes, il rejette ce qui limite son pouvoir infantile et continue de se bercer d'illusions, tel le nourrisson protégé qui n'est pas encore individué, pas encore advenu à sa condition séparée.

L'être humain rechigne à cette perte de toute-puissance qui le laisse trop exposé au tumulte de l'existence. Lorsqu'il est déstabilisé il n'est jamais assuré de se rétablir en son équilibre, alors que l'immobilité le réconforte d'emblée dans "du déjà connu" apparenté psychiquement au refuge matriciel.

Tolérer d'être dérangé suppose l'expérience au préalable éprouvée par le sujet qu'avec la nouveauté un plus de vie lui fut donné, un plus du côté du plaisir, de la rencontre heureuse et non du tourment.

Aussi, l'individu se risque au conflit lorsqu'il a appris qu'à limiter l'omnipotence d'autrui dans un souci de respect, un champ de possibles jusque-là insoupçonné s'ouvre à lui.

Du consentement à être limité et de l'exigence de respect naît une véritable liberté qui ne nuit ni à la vie ni à autrui.

L'individu sait renoncer à l'image idéale qu'il a de lui et à ses défenses omnipotentes, s'il a au cœur l'espoir de la fraternité humaine et de la pitié. Dans le même mouvement, il en vient à s'accepter animé de conflits et peut prendre le risque de se connaître en son humaine fragilité sans se mépriser pour autant. Alors il saura aussi se laisser aller à cet échange d'énergies contraires en lui qui, lorsqu'elles se fécondent, le porte en ce courant universel dont il participe..., tout en sachant qu'un jour il y sera emporté comme individualité.., mais que la vie continuera..., et lui sera redevenu "poussière d'étoile"...

B) MA DIFFÉRENCE ET CELLE D'AUTRUI

A l'extérieur, ma différence avec autrui est à gérer conjointement aux mouvements qu'elle génère à l'intérieur de moi. En d'autres termes, chacun doit défendre sa différence et son originalité afin d'exister tout en laissant une place à l'autre.

Reconnaître son prochain comme étranger à soi, c'est s'engager dans des relations où notre différence s'éprouvera dans des conflits à la recherche d'équité et d'entente. Dans ce combat, si l'un des partenaires ne sait pas renoncer à certains de ses intérêts égoïstes, un accord juste ne peut être trouvé. Le conflit devient fratricide, l'un voulant léser l'autre à son profit.

Accepter la différence, c'est contrarier notre tendance à la toute-puissance qui se nourrit de "mêmeté" et ne sait pas se limiter en son avidité.

Le refus de l'altérité porte à l'abus de pouvoir. La relation humaine a besoin d'un minimum de solidarité pour s'épanouir. Il lui faut aussi un peu de cette générosité qui laisse le pouvoir de côté, reconnaissant que la vie n'appartient à personne. Sinon, l'échange est perverti.

Le rapport dominant-dominé décourage l'individu dans son élan à participer et à collaborer à l'aventure du vivant. Il le rend irresponsable voire destructeur.

Le pouvoir positif.

Le pouvoir existe. Il est positif s'il sait se limiter pour respecter l'équilibre des échanges. Il est nocif s'il est excessif.

Le pouvoir positif, je le nomme agressivité, volonté nécessaire à aller de l'avant dans la vie.

L'agressivité permet de s'accrocher à l'existence, de s'affirmer en son désir, de se faire respecter et d'exiger de soi et d'autrui justice. Cette agressivité donne à l'individu un pouvoir qui n'est pas intolérant, puisqu'il veille à laisser place à l'autre. En guise de métaphore, je dirais que cette force est celle du cavalier qui contient sa fougueuse monture mais qui garde une vigilance de tous les instants sachant que l'animal est plus fort que lui, que cette puissance chevauchée est un danger si elle n'est pas suffisamment retenue. C'est encore la qualité du roseau qui sait se plier aux intempéries, jouant entre éléments violents et souplesse de sa tige pour se rétablir en son équilibre, dès que les forces qui l'agitent se relâchent ou deviennent contraires.

Le pouvoir négatif.

Le pouvoir nocif est violence. L'individu violent s'impose sans être arrêté par la nécessité de respecter autrui et la vie. Il ne supporte pas de résistance à son emprise. La maîtrise relative l'insécurise trop.

Il veut régner.

Celui qui tend à exercer ce type de contrôle omnipotent essaie de plier la réalité à son imaginaire tout-puissant. Si autrui défend sa différence, l'intolérant est dérangé jusqu'à se sentir menacé en ses certitudes et en son identité strictement égo-centrée. Il rejette l'imprévu et l'étranger qui pourrait l'enrichir. Si quelqu'un pense ou ressent différemment, les repères d'une telle personnalité narcissique en sont forcément trop ébranlés et son besoin de maîtrise toute-puissante sur laquelle elle a fondé sa sécurité, chancelle. Alors, l'intolérant se cabre dans la haine.

Le risque du conflit.

Prendre le risque d'abandonner de son pouvoir infantile suppose que les parents de la petite enfance ont été vécus comme suffisamment secourables et donneurs de confiance non de violence. Cela suppose aussi que la société dans laquelle j'évolue est suffisamment fraternelle et que la vie quotidienne n'est pas trop cruelle.

C'est à partir de la confiance en l'humanité bienveillante de mon prochain que je peux l'aborder dans le conflit, sans renoncer à défendre ma différence. Face à qui ne se montre pas d'emblée intolérant, je peux être responsable, participant et non soumis ou paralysé par la grande peur que mon semblable m'inspire lorsqu'il est rejetant.

Moi aussi, par la violence que j'exerce, je peux forcer l'autre à s'aligner sur mes positions. J'évite ainsi de m'exposer aux conflits ou de tomber en son pouvoir s'il est abusif. Notre "entente" est alors le résultat d'une mutuelle aliénation, d'une dépendance close de type sado-masochiste dans laquelle nous perdons nos libertés d'individus.

L'impuissance et le désespoir qui m'ont inspiré ce despotisme me sont une prison ; mon pouvoir tyrannique réduit mon champ d'action presque autant que la liberté de celui par moi dominé ou séduit. Ce pouvoir me ferme à la vie et à autrui ; car, à mon image, je suppose ce dernier sans pitié et sans générosité. C'est pourquoi je prends les devants dans le rapport de pouvoir aliénant qui me semble régenter exclusivement tous les échanges intersubjectifs. Ainsi, plus personne ne peut me sortir de mon moi étriqué et de mes préjugés. Plus rien ne vient enrichir ma pauvre solitude.

Ce type de fonctionnement relationnel n'est pas l'apanage des "paranos". Pour durer en ses privilèges et pour préserver sa tranquillité, l'humain tend toujours vers le pouvoir et ses abus.

Savoir se mettre en insécurité participe d'une volonté évoluée,en éveil permanent, qui tient compte pour s'en défier de l'infantile besoin de protection présent en chacun. Cela suppose que l'on se sache toujours prompt à aliéner la liberté, la créativité, et à se détourner de la vie pour établir un contrôle omnipotent sur ce qui nous environne.

Cela suppose aussi que l'on s'en empêche, osant alors s'exposer en son humaine fragilité.

Dès que je laisse de la place à mon prochain, dès que je l'écoute en sa différence, je renonce à certains de mes préjugés individualistes. Je me limite dans la poursuite de mes intérêts égoïstes. Je ne considère pas que le monde doit se plier à moi et qu'autrui doit fusionner avec mes idées pour n'être que le prolongement de ma personne. Exister dans le respect de la différence, c'est accepter la perte immédiate de sécurité et d'illusion dont se nourrit l'infantile besoin de toute-puissance en nous.

L'amour-passion au service du pouvoir abusif.

La violence du pouvoir abusif qui déséquilibre l'échange et le pervertit se cache souvent sous des sentiments apparemment innocents comme l'admiration ou l'amour.

La perte d'illusion toute-puissante au lieu d'être vécue en dépression est évitée par l'idéalisation. C'est alors la vie qui est rejetée en ce qu'elle peut donner de limité.

L'admiré est considéré comme un être surhumain doué de qualités qui lui épargnent une condition commune de vivant mortel. Celui qui s'adonne à une telle idolâtrie peut conjointement nier sa condition terrestre; si l'un est l'égal d'un dieu, cela devient possible pour l'autre et plus personne n'est tenu de respecter une réalité qui contrarie l'omnipotence... L'imaginaire nous emporte alors dans les délices que connaît l'enfant-roi fusionné à sa mère-matrice dévouée avec laquelle il forme une totalité parfaite et close qui exclut la réalité de la séparation et celle du manque.

La toute-puissance sert la soif d'absolu ; l'impuissance ou l'infériorité de l'idolâtre qui se dévalorise au profit de son "maître" l'entretient.

Cette ruse qu'est l'idéalisation fait en nous le lit de ce courant anti-vie qui préfère la soumission et le leurre de la passion à l'acceptation de notre condition. C'est là une manoeuvre psychique très difficile à déjouer car spontanément nous y avons recours pour nous bercer d'illusions dès que la vie est trop éprouvante. Et nous ne sommes pas prompts à la dénoncer ou à y renoncer pour nous exposer à nouveau dans notre vérité d'individus libres tenus à d'humaines limites.

Les commentaires qui ont suivi la mort de Cyril Collard en mars 1993 témoignent de l'ampleur de notre fourvoiement collectif du côté de l'infantile toute-puissance. La vitalité et l'insatiable avidité de cet homme ont été unanimement glorifiées comme symbolisant la vie et l'amour. La pulsion qui le menait peut être considérée avec émerveillement lorsqu'elle "s'éclate" chez l'enfant enivré par son ardente vitalité. Mais de l'adulte on peut attendre qu'il sache se contenir en limitant ses excès et en gérant ses conflits internes. Sinon la passion devient destruction et les débordements pulsionnels maquillés en "hymne à la vie" précipitent la mort.

L'être individué C. Collard n'est plus..., reste le mythe qui régale notre soif d'idéal et d'exploits surhumains, travestissant la perte en toute-puissance narcissique.

L'errance d'un être égaré ou qui se cherche est respectable. Mais il est obscène de transformer cette subjectivité aux abois et qui tâtonne en quête de soi, en modèle à idolâtrer.

L'intellect, la création, et l'imaginaire toute-puissance.

Même une personne aux idées évoluées faisant profession de penser peut céder à l'illusion de sa maîtrise idéale et ne tolérer aucune remise en question en ce qui la concerne. Son aveuglement narcissique se trouve souvent conforté par une reconnaissance sociale, universitaire, journalistique ou autre, voire par l'admiration de certaines femmes prêtes à se donner à une telle "divinité" pour prendre un peu de ses "emblèmes merveilleux."

Ainsi, un penseur subtil peut vite devenir un potentat préservé des remises en question quotidiennes. En ce sens, le pouvoir de l'intellectuel peut être aussi intolérant que celui du caricatural macho si, afin d'établir sa domination et de durer en ses privilèges, il empêche l'équilibre des forces nécessaires pour maintenir la relation mutuelle. Sa construction mentale devient alors une citadelle qui le protège de l'échange et de la confrontation. Il devient un intouchable détenteur de vérités et rejette celui qui ne s'aligne pas sur sa pensée. Quand bien même le sens de son message est fraternel, le rapport de pouvoir qu'il établit le pervertit. Ses actes démentent la maturité de sa pensée, il prêche la justice et la solidarité et vit comme une idole admirée, protégé du conflit par le bouclier d'une notoriété incontestée et écartant tout apport étranger qui viendrait le déranger.

Chacun construit "sa vérité" pour s'y retrouver suffisamment dans la vie. Ma vérité, produit de ma réflexion, je l'utilise comme "gouvernail à mon bateau" ; les repères qu'elle me donne me permettent de m'orienter, mais ils n'empêchent pas qu'il me faille souvent naviguer à vue, sur des eaux tourmentées, parfois au péril de ma sécurité.

Mon expérience et ma vérité, lorsque je sais les transmettre, peuvent guider autrui à la recherche de sa vérité en vertu de notre communauté de nature. Mais cet appui important ne remplace pas l'aide relationnelle véritable que je peux donner, si je sais renoncer à mes pouvoirs narcissiques pour prendre le risque de la confiance en laissant autrui m'apporter ce soutien humain dont j'ai autant besoin que lui.

Une vérité personnelle ne saurait régner au mépris de la réalité affrontée et partagée qui permet d'exister en son originalité, ainsi qu'en sa capacité de donner appui et d'adoucir ce manque dont nous souffrons tous, manque lié à notre état individué et mortel.

S'il est important de dégager une vérité qui nous permette de mieux avancer, cette connaissance est à établir en commun. Elle devient alors une éthique porteuse qui n'appartient à personne; aucun de nous ne peut se réclamer du pouvoir exclusif ou prioritaire qu'elle lui donnerait.

Ruse suprême : l'anti-vie peut se glisser jusque dans la création. Si l'artiste se coupe du monde pour se réfugier dans un plaisir solitaire qu'il prend à son propre mouvement, le sens profond de l'acte créateur est détourné et devient mortifère. Le créateur enfermé dans son omnipotence est alors tel un dieu doué d'un pouvoir extraordinaire mais qui n'attend rien en retour de la communication qui sourd de lui. Son acte en devient insensé, n'existant que pour celui qui le fait. Il n'apporte aucune vraie beauté, puisque l'échange est évité. Ce qui est beau participe d'une création vivante, d'une circulation d'énergie à contenir,à canaliser, à laquelle donner forme... Chacun, avec ses humbles moyens, se doit de jouer de ces forces conflictuelles qui l'animent vers cette expansion dont il participe, Immobiliser l'échange entraîne une rupture fatale, des explosions, des destructions...

L'illusion ou l'espoir.

Qui croit pouvoir se passer du réconfort lié au don réciproque se soutient d'une illusion et d'un imaginaire tout-puissant. Plus notre vie est désespérante, plus nos chimères travestissent la réalité. Voyez les personnages de S. Beckett qui endurent la détresse la plus grande... La vie comme pourvoyeuse de richesse et de générosité s'est pour eux arrêtée. Immobilisés dans la misère morale et/ou matérielle, ils dénient leur état pour se réfugier dans l'attente, patience morte juste perfusée par l'illusion et l'idéalité.

Le tour de magie que permet le clivage des éprouvés par rapport à la réalité vécue laisse ces personnages s'absenter de leur condition... Consciemment, ils ne souffrent pas; ils semblent même parfois heureux.

L'espoir que donne le soutien humain, à l'inverse de l'illusion, est inspiré par un réconfort vrai, suffisamment nourri d'empathie et de générosité. Il est l'appui fiable qui ressort de l'échange respectueux et de l'équité. S'il n'est pas ranimé dans l'expérience actuelle, l'espoir finit par s'évanouir. Il est cette main tendue que chacun doit à son prochain, sachant qu'il ne peut se passer de ce lien sous peine de tomber dans un vide infini ou d'être condamné à la déréliction. Car le délire ou la perversion menace celui qui est délié, c'est-à-dire non retenu par un lien de solidarité qui lui fasse supporter sa solitude individuée. Pour ne pas sombrer dans le gouffre qui le sépare de l'autre, le fou s'accroche à ses illusions et le pervers manipule pour aliéner. Seul l'amour inspiré par le sens de la justice entretient en chacun le fragile espoir qui nous permet d'accepter suffisamment cette réalité qui nous a créés imparfaits et mortels, pouvant juste nous renforcer du secours mutuel que nous pouvons nous donner.

C) LA RELATION SEXUEE

Les amants.

La violence infiltre également l'amour sexuel. Le besoin avide d'attaches nous précipite vers l'aimé que nous voulons enlacer et dévorer de baisers, tel un objet à posséder qui pourrait nous combler. Or autrui n'est pas notre "chose", notre prisonnier destiné à remplir le manque que nous avons au cœur. Il ne peut nous épargner de vivre notre dépression existentielle, d'être individué qui se doit d'assumer son imperfection et ses limites.

Tout *autre*, différent de sexe et de tempérament, prétend à sa liberté; chaque *un* veut être en *son* originalité. Mais l'enfant qui demeure en nous ne supporte pas cette réalité qui contrarie sa volonté de protection idéale et de toute-puissance. Il veut plier l'aimé à son imaginaire, le tenir en son pouvoir pour le réduire à être le prolongement de soi.

Souvent les amours d'adolescents sont vécus dans la passion que sécrète ce besoin de fusion. Tant que tout baigne dans l'illusion, que "toi et moi c'est pareil", que la reconnaissance est donnée sur ce critère de "mêmeté", les effusions frôlent l'extase. Mais au moindre désenchantement, dès que l'un des partenaires apparaît trop en sa différence, un rejet aussi violent que les baisers précédents peut venir sanctionner cet écart au règne de l'idéalité. A cet âge, fréquemment, on change de petit ami avec une grande facilité, passant soudainement du désespoir provoqué par une rupture "toute fraîche" à l'idéalisation du nouvel élu.

Plus tard cela peut continuer. La tyrannie amoureuse se perpétue alors chez l'adulte qui n'a pas su trouver à évoluer hors de l'enfance. Mais pour tous, hommes et femmes, une période enflammée par la violence passionnelle est à traverser lorsque se forme un nouveau couple : c'est "la lune de miel" comme on dit.

"L'enfant dévorant" qui prend l'autre comme son prolongement dévoué à l'instar de la mère est alors à la fête. Les amants s'appuient d'abord sur leur rêve d'accord parfait : ils se voudraient au paradis. Et de fait, leur soif de "complétude" les rend pour l'instant "mêmes" ; l'avidité gomme leur différence. Dans cet élan, la différence des sexes peut aussi être déniée, la fusion trouvant à s'imaginer comme retour à la matrice, le sexe masculin dans l'inconscient pouvant représenter l'individu en son entier. Aussi, dans le fantasme, le pénis peut fort bien faire fonction de cordon ombilical, voire de sein généreux.

La frénésie sexuelle des nouveaux amants peut s'entendre dans cette rage qui les prend à ne faire qu'un. Leur volonté de s'emboîter, de se coller, d'annuler la séparation de leurs corps les pousse à se pénétrer répétitivement. Nuit et jour, ils se possèdent et sont possédés par leur pulsion gonflée d'une tension brûlante qu'ils cherchent à apaiser et qui toujours les reprend. Et ce jusqu'à épuisement.., jusqu'à user la passion infantile qui les gouvernait....

Alors ils aspirent à renaître comme sujet individué.

Vient donc le temps de la désillusion. Chacun apparaît à l'autre dans ses manques, ses fragilités et ses désirs propres... Et nous tolérons plus ou moins ce retour sur terre selon l'importance de notre part infantile qui ne veut pas lâcher prise et rester dans l'imaginaire.

Le couple.

Certains couples s'arrêtent là, lorsque la fusion ne peut plus durer. D'autres continuent sur leur lancée idéale et taisent systématiquement leurs différends, éludant tout conflit ; l'amour étant à leur sens synonyme d'harmonie parfaite, il leur faut donc toujours tâcher d'être le reflet de l'aimé... Au fil des ans, l'illusion prend parfois quelques rides et une petite friction peut faire naître des enjeux de pouvoir qui ne peuvent plus être esquivés. Mais la toute-puissance va là encore trouver matière à se perpétuer, cette fois dans un rapport dominant dominé d'interdépendances bien huilées. Si un désaccord apparaît, l'un renonce bien vite à ses positions pour se soumettre à l'autre, et les rôles peuvent permuter à souhait, l'essentiel étant de faire régner la loi du plus fort, *la toute-puissance magnifiée.* Ainsi, dès que l'un domine, l'autre fait "la carpette" dans une complicité parfaitement réglée. Ici, la violence qui aliène les différences n'est pas éprouvée puisque chacun est prompt à s'amputer de sa liberté d'être individué.

Si le renoncement à être évolué n'a pas atteint cet apogée, le paradis des amoureux jadis éperdus peut devenir un enfer où dominant et dominé se déchirent sans grande retenue.

Il arrive que le plus fort s'établisse une fois pour toutes dans cette place et sadise en permanence sa victime passive et soumise.

Mais souvent les choses sont plus compliquées. Lorsque le dominé garde du ressort, sa rébellion peut bien vite faire basculer le déséquilibre des forces à son profit. Celui qui croyait tenir l'autre se retrouve à son tour pris, la vengeance ayant fait son chemin pour venir le déstabiliser en ses positions jusque-là les plus sûres.

Par exemple, une "battante" exerce sa domination sur son mari au tempérament laxiste et rêveur. Depuis toujours elle le commande, et lui, coupable de son manque d'efficacité par rapport à elle, encaisse. Elle lui demande d'apporter le demi-citron qui est sur la table de la cuisine; lui s'exécute et bien sûr lorsqu'il le lui tend, elle décrète que c'est la mauvaise moitié... Elle lui dit de mettre une bûche dans le feu et bien sûr, à ses yeux d'experte, la bûche est mal mise, etc. Jusqu'au jour où le mari, las d'être ainsi "castré", se révolte et prend une maîtresse plus douce pour réassurer sa virile existence. La matrone perd ainsi sa proie et se trouve à son tour blessée, trahie, rabaissée. Après la dépression dans laquelle ce revers imprévu l'a plongée, ou elle saura se remettre en question et tâchera à l'avenir de contenir sa pulsion de domination, ou, reprenant ses vieilles défenses omnipotentes, elle continuera "d'avoir raison et lui toujours tort". Elle fera porter toute la faute sur son ex-mari "incompétent, irresponsable et futile" dont elle a bien fait de se séparer.

Et elle reproduira les mêmes erreurs avec le suivant, si toutefois elle arrive à en "piéger"un autre.

Plus tragique est cet exemple du tyran domestique qui règne sur sa femme, poupée de luxe dont il dépend pour asseoir sa mâle autorité.

Au fil des ans, s'étant quelque peu lassée d'être admirée comme une déesse et choyée à souhait par cet homme dont le vernis s'est à ses yeux terni, elle en vient à ne plus supporter son "mauvais caractère d'enfant colérique." Il lui devient de plus en plus odieux. Elle voudrait le quitter, mais n'a ni emploi ni courage d'affronter seule la vie sans la protection dont elle profite depuis son mariage. Elle peut alors, par exemple, entreprendre un long travail de sape pour le briser en son autoritarisme..., se refuser sexuellement à lui..., ne plus lui parler et lui signifier à tout instant qu'il est méprisable. Lui, dépendant affectivement d'elle, va se ressentir de plus en plus coupable et de plus en plus abandonné. Son âge un peu avancé et le vide de relation qu'il a fait autour de leur couple va le dissuader de la quitter et d'affronter une immense solitude. Pour en rajouter encore un peu du côté de l'abus de pouvoir elle peut prendre un amant, par exemple un intime de la famille.., et imposer sa présence "amicale" au mari en jouissant de cette trahison par laquelle elle le touche au coeur, tel le taureau à qui l'on donne l'estocade finale. Incapable de sortir de la fusion, faisant l'aveugle et l'insensible à la cruauté qu'il subit, le tyran de jadis est effectivement touché à mort. La haine va le ronger prenant la forme d'un cancer. La "Poupée diabolique" a eu sa peau.., et un héritage conséquent qui la préserve jusqu'à la fin de ses jours.

La réalité de la condition sexuée.

Pour tout couple une période de lutte est à traverser. Au mieux, de ce duel peut naître une entente ou chacun s'y retrouve suffisamment dans son besoin de respect.

Si les forces en jeu sont inégales : l'un parvient à faire fléchir l'autre et sa domination fait loi. Si les partenaires, narcissiquement acharnés à gagner, restent ennemis sans parvenir à pactiser, la guerre se perpétue sans issue... Jusqu'à la rupture, voire jusqu'à la mort.

De toute façon le combat doit être ; il est nécessaire. Lui seul ramène les amoureux à leur réalité d'être séparés, différents, pour qui le sexe est d'abord coupure et manque avant que d'être lien. Cette crise du couple est comme celle de l'adolescence: inévitable. Les dépressions qu'elle fait endurer sont gages de maturation si l'on parvient à les dépasser. Si la crise n'est pas vécue en son temps, elle risque de se manifester à un moment beaucoup plus coûteux en blessures affectives, car souvent des enfants sont là et se trouvent déchirés par la guerre que se livrent leurs parents. Souvent aussi la rancoeur qui accompagne le constat de toutes ces années gâchées, où l'on s'est manqué, où l'on s'est aliéné, mène au divorce.

Après l'idylle qui transportait les amants au septième ciel, vient donc le désenchantement; leur condition sexuée, impérativement, se rappelle à eux. Leur désir d'être individué revient avec force. Chacun veut exister en son originalité, être apprécié pour ses capacités à donner de la vie nouvelle et non pas à demeurer un enfant qui refuse de quitter la matrice close de la passion. A leurs yeux dessillés leur liberté devient une valeur essentielle, malgré l'éternelle tentation de ne pas quitter leur protection et leurs illusions.

Alors il leur faut y aller, batailler pour ne pas être aliéné au nom de l'amour. Chacun doit obliger son besoin d'attachement ainsi que celui de son partenaire à trouver sa dimension évoluée. En d'autres termes, il leur faut renoncer à l'amour-fusion pour travailler à l'amour-respect .

C'est dans le conflit que chacun des partenaires peut poser une butée aux visées totalitaires de l'autre. Ce dernier accepte d'être ainsi contré s'il voit que son conjoint est le premier à mettre des limites à son pouvoir abusif, s'il le ressent dans une détermination qui tend vers l'équité et non dans un projet égoïste où il chercherait à l'anéantir en sa différence. A travers cette aptitude à combattre pour la justice, les conjoints peuvent deviner un autre soutien non plus illusoire, mais cette fois bien réel: la solidarité. Fort de ce nouvel espoir l'être peut abandonner le réconfort qu'il trouvait à .rester un enfant tout-puissant, en deçà d'une vie libérée. Maintenant il aspire à exister au mieux de ses potentialités. Il s'engage alors plus volontiers dans le conflit afin d'établir cette égalité des forces qui ouvre la voie de la réciprocité et du respect.

L'amour-respect.

L'amour-respect n'est pas donné à l'être humain; il lui faut évoluer pour y accéder. Se tenir au monde dans le respect de la vie et de son prochain suppose que l'on exige de soi une grande lucidité tant sur nos fourvoiements infantiles que sur notre condition de vivant qui participe à des lois d'échange et d'équilibre auxquelles il vaut mieux collaborer afin d'éviter d'inutiles destructions.

Notre intelligence supérieure nous met au sommet de l'évolution. Aucune autre race ne nous menace, et nous faisons face aux plus terribles cataclysmes sans perte fatale pour l'humanité. Notre espace d'influence n'est arrêté par aucun prédateur qui puisse rivaliser avec nous et nous mettre en danger. Nous régnons sur terre sans partage.

Notre seul ennemi est notre propre puissance de domination qui n'est contrée par aucune force naturelle. Notre intelligence doit donc pallier ce manque de butée écologique. Nous devons apprendre la nécessité des équilibres qui laissent à chaque espèce une place, pour continuer de participer au miracle de la vie. Etant les plus forts, nous sommes tentés de nous arrêter à la loi de la jungle qui nous pose en roi. Ce faisant nous risquons de tout anéantir, notre puissance étant devenue démesurée.

Pour que se perpétue la vie, la créativité importe plus que la force. Si l'intelligence fait vraiment notre grandeur, nous distinguant des autres vivants, nous avons maintenant à nous donner un défi et à le soutenir, afin de dépasser nos instances les plus archaïques. Et cela tient de la prouesse psychologique, sans cesse à recommencer, car il nous faut contrarier un de nos penchants les plus tenaces, c'est-à-dire renoncer suffisamment à nos intérêts égoïstes pour sauvegarder la vie, en d'autres termes perdre de nos illusions toutes-puissantes pour trouver les voies du respect et de la pitié qui nous ramènent à notre vulnérabilité. Mais, lutter contre notre infantile tyrannie ne veut pas dire qu'il faille passer de l'égoïsme le plus étroit au sacrifice de soi. En toute circonstance conflictuelle, nous devons faire osciller les plateaux de la justice et décider alors quel équilibre préserve au mieux la vie et l'intérêt des différents partis, dans un souci d'équité.

Au niveau des relations inter-subjectives, nos libertés individuelles doivent parvenir à se faire mutuellement butée, afin que nos forces s'équilibrent non plus pour gagner, ou tuer, mais pour respecter chacun en sa valeur unique. Dans les joutes conjugales, cela consiste à exiger de la réciprocité jusque dans les blessures. Ainsi, chaque coup reçu doit entraîner une réplique équivalente. Chaque humiliation doit être suivie d'un reproche et d'une explication. L'autre, qui n'est pas le même que moi, qui n'a pas eu la même histoire, ne sait pas toujours quand il me fait mal. Il faut donc lui dire, pour qu'il puisse faire ses excuses, être désolé et ne pas recommencer. Dès que je ne sais pas exprimer à temps que je suis touchée douloureusement, de la rancoeur et de l'insensibilité se mettent à parasiter l'échange et la communication. Au sein de la relation commence alors le règne de l'abus de pouvoir.

Tout aussi essentiel est de ne pas se laisser inférioriser. Chaque fois que l'un des partenaires essaie d'établir sa domination sur l'autre en prenant pour arme la culpabilité, il faut absolument que ce dernier dénonce cette manipulation qui risque de le livrer pieds et poings liés au pouvoir abusif de celui qui s'érige en juge et censeur. Tout jugement de valeur destiné à pervertir l'équilibre des forces est également à déjouer, avec humour ou gravité ; car c'est toujours l'un qui décrète que l'autre est "moins ceci, ou plus cela" en se posant comme référent, comme étalon-or garant du bien et de la vérité, Celui qui est dupe et reste sans voir la stratégie de pouvoir à l'oeuvre sous ces "innocentes" désignations, se retrouve bien vite piégé. A chaque tentative de l'un pour réduire l'autre à soi en le comparant en termes de plus ou de moins, il importe d'opposer un refus net en déclarant que tous ces jugements sont arbitraires, que l'on est simplement différent.

Comme je l'ai déjà dit le conflit est la seule façon d'imposer un équilibre des forces et une limite à la toute-puissance. Le bien qui ressort d'un tel échange est l'équité, valeur qui n'appartient ni à l'un ni à l'autre, mais à tous en tant que garante du respect de chacun. Alors, il faut aller au combat, dès que c'est nécessaire, pour sa liberté et au nom d'une valeur supérieure à soi : l'égalité.

Certes face à soi peut se tenir un intolérant, un éternel enfant qui a la force d'un adulte et ne supporte pas la moindre opposition à son pouvoir. La sagesse est de vite le percevoir et de ne pas poursuivre avec lui de relation.

Dans le cadre de mon couple naissant, je peux espérer que l'amour à l'origine de l'engagement était suffisamment réel pour ne pas basculer en haine brute, et que mon partenaire contrarié lors de nos frictions n'ira pas jusqu'à vouloir ma destruction.

Quoi qu'il en soit, lorsqu'on entre en conflit même avec l'aimé, existe toujours la peur d'être radicalement rejeté ou détruit. Mais il faut tout de même y aller, parfois la"trouille au ventre", le cœur battant...

Nous avons là un devoir de liberté à soutenir qui nous transcende comme sujet et nous permet d'exister.

Si je ne soutiens pas le conflit avec mon prochain lorsque c'est nécessaire, quitte à mettre ma tranquillité en danger, je vais être de toute façon menacé, cette fois en ma liberté d'individu. Se soumettre dans un rapport de force, ou négliger de s'affirmer en sa différence, c'est être aliéné, interdit d'existence émancipée. Seul le respect qui ressort du conflit dépassé préserve mon originalité; alors que l'injustice détruit mes potentialités vivantes. Ainsi la fraternité dépend de tous ces combats intersubjectifs régulant le pouvoir en ses abus. Si j'ai la volonté farouche de conjuguer ma liberté à celle de mon voisin dans le souci de préserver nos chances égales d'être, je sers la solidarité et l'inspire à mon prochain. Car mon intention lui apparaît alors "bonne", non pas en tant que vœu pieux, mais parce que l'autre peut constater qu'en m'engageant du côté de la justice, j'y perds d'emblée de mes intérêts égoïstes qui menacent sa liberté.

Heureusement souvent, dans la vie quotidienne, l'échange est limité et le conflit n'a pas lieu: un terrain d'accord est vite trouvé (professionnel, de voisinage, etc.) sans qu'un enjeu d'identité vienne compliquer la relation. Souvent aussi, pour nous reposer de l'âpreté de la vie, nous faisons comme si tout "baigne", d'emblée avec notre prochain.

Liberté égalité fraternité.

Liberté, égalité, fraternité, cette trilogie indissociable de la république des droits de l'homme implique, au niveau individuel, que chacun accepte de perdre de son pouvoir, en posant des limites à sa liberté lorsqu'elle risque de nuire à l'existence de son semblable. Telle est donc la base des relations démocratiques, à commencer par le couple.

Notre époque a mis en avant "le désir" comme emblème d'un Occident évolué qui donne toute son envergure à l'individu.

Exister en mon désir, c'est être suffisamment agressife pour m'affirmer et faire respecter ma place sur cette terre mais ce n'est pas comme on tend à le croire trop souvent abandonner tout frein à mon individualisme. Si j'exige une liberté sans contrainte, ce n'est pas mon désir qui s'exprime mais ma pulsion de domination.

Mon désir est la manifestation de ma présence déchirée au monde, de mon existence sexuée. Il est le résultat dynamique des conflits vécus en moi et avec autrui, conflits qui limitent les excès totalitaires de mes pulsions et me permettent d'évoluer. En moi, se heurtent mon infantile tendance à la fusion et mon besoin de liberté individuée.., affectivement entrent en collision mes intérêts égoïstes, mon attachement à l'autre et la reconnaissance que je lui dois pour le bien qu'il m'a déjà fait. En termes plus brutaux, je veux dévorer l'autre pour ne faire qu'un avec lui et en même temps je veux le préserver. Exister en mon désir suppose donc que j'arrive à gérer ces contradictions en leur trouvant des solutions tournées vers la vie et non vers la destruction.

Toutes ces limites et ces contraintes que j'ai à vivre me laissent une liberté peau de chagrin. Sans doute, mais il ne saurait en être autrement. C'est là la seule liberté que je puisse vraiment goûter en tant qu'être humain. L'amour-respect qui ménage l'existence de mon prochain et la mienne conjointement, passe par le chagrin que j'ai d'avoir été "mauvais" lorsque mes exigences égocentriques règnent au mépris d'autrui. Si je reconnais les aspects nocifs de mes comportements qui nuisent à mon environnement, si je me sens triste, coupable et en éprouve des regrets, je peux réparer à temps les dégâts qu'ils ont causés. Mieux encore si, me méfiant de moi, j'arrive d'emblée à contenir mon agressivité en bridant mon égoïsme pour laisser place au respect, l'échange est constructeur. Contrer mon individualisme sans pitié est donc la seule façon d'apprécier ma liberté car alors elle ne détruit personne.

Si ma liberté est sans contrainte, c'est que ma toute-puissance a exercé ses abus. Cette liberté s'en trouve empoisonnée par la culpabilité, une culpabilité vaine qui m'aliène du fait qu'elle est trop forte ; je ne peux espérer alors apporter aucune réparation qui vaille. Cette culpabilité m'écrase et m'empêche d'être responsable de mes actes en dédommageant autrui pour le mal que je lui ai fait. Les dégâts que j'ai causés en ne sachant pas réfréner ma toute-puissance destructrice me minent à mon tour, me rendant malade de culpabilité. Et la liberté sans limite que j'escomptais ne me sert plus qu'à m'interdire d'existence pour cacher ma honte, ou à continuer de nuire en abondant dans la perversion.

Le couple peut être un merveilleux “laboratoire” pour apprendre la vie relationnelle en ses exigences et ses subtilités, ses mélanges détonnants et ses cocktails affectifs heureux.

La solidité de l'alliance initiale de deux individus leur permet de s'éprouver au pire de leur infantile tyrannie, de se déchirer dans l'intolérance jusqu'à se mettre à nu et se découvrir si odieux en leur haine qu'ils en viennent à renoncer à leur violence pour s'aimer enfin. Dans un sursaut salvateur, ils acceptent alors vraiment de perdre en grande part leur pouvoir égocentré pour donner à l'autre existence, et ce au profit de la vie laquelle leur apparaît maintenant le seul bien désirable. A s'accepter et se reconnaître en leur différence, ils se donnent à naître en leur maturité.

Une condition est ici à considérer. Pour parvenir à suffisamment s'accorder après leurs guerres, il importe que les partenaires ne soient pas trop différents, l'équilibre des forces étant ici garant de la paix. Plus la vie quotidienne est partagée par deux individus plus il est nécessaire qu'ils puissent s'entendre sur des questions de fond, la forme focalisant l'essentiel des différends. Dans les relations épisodiques, distantes et qui n'engagent que partiellement les sujets en contact, ces derniers peuvent supporter de plus grandes différences (éthiques, politiques, religieuses, culturelles, etc,.) la recherche d'accords, de réciprocité et les témoignages de respect pouvant alors être plus superficiels bien que réels.

Débusquer la violence sous le masque de l'amour, c'est garder à l'esprit que le lien n'est pas un collage mais qu'il engage des individus libres et égaux en droit. Un couple au sein duquel les partenaires voudraient fusionner comme les deux moitiés d'une même entité, se sclérose dans l'illusion, ou se désintègre sous la pression de la réalité. L'amour est vivant lorsqu'il est cet attachement dynamique produit par deux êtres individués qui cherchent à se respecter. S'ils assument leur différence et les conflits conséquents, vient ensuite le temps de la compréhension où leur solitude est adoucie par la solidarité, où le vide qui les sépare devient la voie de leur rencontre. L'amour consiste alors à tisser un pont au-dessus du gouffre qui les sépare. Et leur entente leur servant de filet de protection pour ne pas tomber, leur condition de funambule en devient supportable.

L'étranger peut alors devenir l'ami et la vie être suffisamment aimée.

D) LE GROUPE HUMAIN.

Le pouvoir économique totalitaire.

L'individu ou le couple ne saurait longtemps soutenir seul un projet d'émancipation sans l'appui du groupe auquel il participe. Or, socialement, en Occident, la démocratie est malade. Tous les échanges et toutes les activités sont assujettis au pouvoir économique totalitaire. Les individus dans leur vie quotidienne sont dominés par des impératifs de compétition. Leur participation se résume à être toujours plus performants; le système leur demande d'être des "battants" motivés par le gain d'argent et la possession d'objets.

Ces douze dernières années, la Gauche au gouvernement a succombé à la maladie. Très vite, elle s'est avérée incapable de soutenir son projet humaniste vers plus de fraternité. Décevant cruellement les espoirs qui l'avaient portée au pouvoir, elle s'est contentée d'être la gestionnaire du capitalisme.

Quelle incapacité profonde a trahi nos aspirations les plus évoluées ?

Si le système en place dans les pays dits développés continue de nous imposer sa loi, alors qu'il nous conduit au bord de la désintégration sociale et du désastre écologique, cela signifie que nous sommes tous complices. Nous sommes inaptes à considérer la destructivité qui accompagne notre avidité infantile et à dénoncer cette évidence : nous collaborons à notre malheur au profit de nos illusions de toute-puissance.

La mégamachine technico-économico-marchande que nous avons créée nous confère un pouvoir de démiurge; quand bien même nous sommes devenus ses valets, en nos parties immatures nous sommes toujours ravis par cette puissance qui nie les limites...

Notre condition individuée et nos limites de mortel nous dépriment tant que nous préférons rester en deçà de nos potentialités évoluées pour nous leurrer. Fascinés, nous aidons volontiers la machine à exercer sa tyrannie. La puissance magique que nous lui attribuons nous sert à détourner la réalité et à nous masquer les limites auxquelles nous sommes soumis.

L'échec de la Gauche s'entend à considérer qu'elle s'est inclinée sans vraiment rechigner devant le pouvoir du "dieu fric."

Aussi, comme toute personne qui veut durer en ses privilèges, les gouvernants pour garder leur place se sont efforcés de séduire au lieu d'oser contrarier. Cela les a conduits à coller frileusement à la politique conservatrice qui les avait précédés, devenant les dévoués servants du libéralisme. Innover, c'est d'abord soi-même affronter le changement au risque d'y perdre certains acquis et conforts établis.

Certes, il importait de rester suffisamment présent sur le marché mondial, mais nos représentants auraient pu sans cesse dénoncer cette soumission obligée comme provisoire, posant parallèlement des jalons pour une économie qui transforme le capitalisme vers une société plus juste. L'espace critique ainsi préservé aurait soutenu l'aspiration éthique dont nos contemporains ont tant besoin pour adoucir leurs difficultés et canaliser leurs énergies créatrices.

L'adhésion à l'idéologie qui prétend ramener les rapports au plan unique de la compétition mène au désastre. Cette folie du toujours plus empêche l'humain de donner sa limite à l'emballement du système qu'il a mis en place ; il se retrouve privé du contrôle démocratique des avancées technologiques. Ainsi, la mégamachine que nous avons divinisée règne aujourd'hui sur nos vies et sur la planète au prix d'un énorme gâchis social, moral et écologique.

Entre liberté et crise d'identité, l'individu est déchiré.

Si l'individu contemporain cède tant à l'ivresse que lui donne son imaginaire toute-puissance, cela témoigne sans doute de sa grande perdition. Comme le dit André Gorz l'effet désintégrateur des bouleversements perpétuels qu'a entraîné la modernisation capitaliste laisse l'homme sans grand soutien susceptible de le réconforter. Personne n'est plus assuré de sa place dans la société. Les communautés d'appartenances se sont défaites, les solidarités détruites par des formes sauvages de compétition. Une crise d'identité est à vivre par chacun.

Paradoxalement cette solitude nouvelle et cette insécurité ont fait émerger l'individu moderne déchiré, mais aussi en quête d'une plus grande liberté. N'étant plus étroitement tenu par son groupe, il s'est trouvé contraint de chercher des appuis en lui-même ; il prétend maintenant se définir à partir de son expérience et de ses repères, exigeant de s'affirmer en son originalité.

D'autre part, ce siècle qui a aliéné l'homme au service de la machine a également une face positive : il a conjointement apporté à l'individu des facilités matérielles qui le libèrent de bien des contraintes. Comment réfléchir sur soi-même et sur ses conditions de vie pour les modifier si l'on est soumis à des impératifs de survie élémentaire, si l'on vit dans "une maison courant d'air", sur de la terre battue, sans eau, sans chauffage. Dans les campagnes, il y a cinquante ans, tel était encore le lot du plus grand nombre. Le progrès a ouvert de nouvelles possibilités d'évolution dans tous les champs ; la médecine offre aujourd'hui des chances de guérison et de survie fantastiques. L'information ouvre nos regards et nos oreilles sur tous les événements et toutes les cultures de la planète ; jadis on ne connaissait que le village et les histoires de quelques familles sur quelques générations, ce qui limitait grandement notre appréciation.

Comme le schizophrène qui ne peut résoudre la contradiction insensée des injonctions parentales qu'en se déchirant jusqu'à la folie, l'homme moderne est pris dans une double entrave qui risque de lui faire perdre toute orientation. Si les contradictions qu'il éprouve ne trouvent pas de résolution, il ne pourra tenir longtemps entre son désir de liberté toujours plus pressant et la prison du système qui le prive de tout choix réel. La duplicité de comportement à laquelle il est contraint l'amène à se cliver toujours davantage en ses éprouvés au mépris de son sentiment d'être intégré dans un monde dont il participe.

Pour faire fructifier le paradoxe et que nos contradictions se fécondent mutuellement au lieu que leur divorce nous mène à la folie, il importe que les impératifs socio-économiques cessent de nous imposer leur tyrannie. Notre besoin de nous réaliser en notre originalité doit pouvoir rencontrer notre besoin d'être solidaire d'un groupe et utile sans que notre richesse individuelle en soit détruite. L'être individué et l'être fondamentalement social qui coexistent en chacun, lorsqu'ils parviennent à s'accorder, sont garants de notre équilibre toujours précaire. Là encore, pour que ces deux exigences d'être soient suffisamment satisfaites, le prix à payer est la perte de toute-puissance; chacune de nos tendances différentes posant à l'autre sa limite, aucune des deux ne peut imposer sa loi de façon absolue.

Au niveau des nations ces deux tendances humaines ont orienté des régimes qui se sont radicalisés ; le libéralisme à l'Ouest et le collectivisme à l'Est. Pour servir leur projet idéal, ils ont tâché, chacun à leur façon, de réduire l'homme à une seule dimension et ils sont arrivés à des impasses. L'Occident est au bord de la désintégration sociale pour avoir fait le jeu exclusif des intérêts individuels au mépris de la justice et de la solidarité ; cet individualisme qui déchire les liens sociaux conduit à la guerre de tous contre tous. A l'Est, les régimes qui ont exclusivement privilégié la dimension sociale de l'homme ont tant privé les individus de leur liberté qu'ils ont implosé. Leurs rêves de nation surpuissante et de peuple-roi se sont évanouis devant la réalité que chaque “camarade” avait à vivre ; l’amputation de ses initiatives et de sa créativité.

Tant au sein de la personne que du groupe, le clivage entre l’individuel et le collectif empêche les duels nécessaires qu’il faut contenir si nous voulons préserver les interdépendances et les régulations qui permettent à la vie de se perpétuer en son foisonnement. Fuir le conflit pour servir notre soif d’absolu ne sert à rien... Notre condition revient, incontournable. Nous sommes vulnérables, fragiles, mortels... Nous ne sommes ni des machines parfaites, ni des dieux.

A l’oublier nous détruisons notre subtilité et “servons” la mort.

A le savoir, nous pouvons trouver une nouvelle force plus humaine en conjuguant nos élans vers la solidarité, réel soutien susceptible de nous faire rayonner en nos parties les plus évoluées.

Après la religion “du toujours plus” qui nous déchire à la folie et nous mène à des débordements irresponsables il nous reste à favoriser l’intelligence des limites, le bon sens écologique.

Le pouvoir et son contre-pouvoir.

En politique, tout gouvernement est sans doute amené à être conservateur, à gérer les acquis et à maintenir l’ordre en place. Ce sont aux citoyens bridés dans leurs libertés sous les contraintes professionnelles et administratives de reprendre du pouvoir, d’impulser conflictuellement les changements et de déranger le conformisme régnant.

L’Etat, au mieux, peut rester suffisamment ouvert à ces perturbations et se laisser travailler par ce qui lui est par nature contraire.

C’est par là qu’il peut évoluer ; dans l’immobilité, il finit par se scléroser.

Spontanément, les électeurs aux scrutins régionaux savent qu’il importe de rétablir un équilibre des pouvoirs; ils votent presque toujours contre le pouvoir central en place. Invariablement, les ténors de l’opposition clament qu’il s’agit là d’un vote-sanction, preuve flagrante du désaveu de la politique menée par leurs adversaires. Ce faisant, ils ne prouvent que leur cécité démocratique; ils oublient la nécessité du contre-pouvoir, seul susceptible de préserver une participation plus active de la part des citoyens .

Car, c'est en cascade descendante, à tous les niveaux de la pyramide gouvernementale que des conflits dialectiques peuvent élargir le débat démocratique, laissant le plus grand nombre participer aux décisions qui concernent leur vie quotidienne et qui orientent tous les efforts en vue d'un projet social commun.

Seul le sens de l'intérêt général, tant individuel que collectif, sachant dépasser les querelles partisanes, peut rendre ces conflits fructueux.

Aux dernières élections cantonales, une formation, le Front national, pour simplement prouver sa force, a utilisé son "bout de pouvoir" de façon destructrice : il a empêché la confrontation des différences qui aurait pu faire ressortir une majorité relative s'accordant suffisamment sur des projets constructifs. Suite à cet épisode politiquement stérile, le gouvernement, inquiet du désordre qui s'en est suivi, a d'emblée réagi de façon autoritaire: comme à la caserne, sous prétexte de l'irresponsabilité de quelques-uns tous se retrouvent punis, privés du plus de démocratie qui tentait de voir le jour. Le vote a été annulé.

Certes, si la haine et le mépris animent les combats partisans, de la cacophonie et de la discorde fratricide ne peut ressortir aucune décision propre à rendre la nation gouvernable. Mais, face à ce problème, renoncer à la proportionnelle est une réaction très primaire.

De plus, cela conforte la toute-puissance infantile des forces antidémocratiques qui aspirent à la régression.

Lorsqu'une complication imprévue dérange et contrarie, il s'agirait plutôt de conjuguer toutes nos forces dans une réflexion susceptible de nous faire contourner ce qui nous empêche d'évoluer; comme le dit Brice Lalonde, alors que l'on sait aller dans la lune, comment renoncer si vite à inventer de nouvelles règles électorales pouvant préserver tant la représentation politique des différents courants d'opinion que le jeu démocratique progressiste.

Cette promptitude à revenir (en arrière) aux anciennes données déjà connues et expérimentées reflète bien ce besoin humain de sécurité qui toujours nous tire en arrière. L'ennemi de la démocratie c'est d'abord nous-mêmes. Bien que les progrès engendrés par ce siècle soient spectaculaires, notre tendance à la régression réussit trop souvent à cliver les aspects évolués de chaque avancée pour ne retenir que ce qui sert nos tendances infantiles.

La passion de la performance ou l'intelligence des limites...

Les impératifs capitalistes, signe de notre insatiable avidité, repoussent sans cesse les limites qu'il faut respecter afin de préserver la vie.

Si nous ne renonçons pas à la folie de la performance et à la drogue du pouvoir qui aliènent toutes les valeurs à celle de l'argent, la démocratie ne pourra renaître de son agonie actuelle.

Comme le dit André Gorz, juguler la toute-puissance économique c'est lui poser des règles et des limites qui sauvegardent des sphères d'activités non régies par des buts marchands, activités dans lesquelles l'existence individuelle et sociale pourrait à nouveau se déployer. D'urgence, aujourd'hui, les gens ont besoin d'espaces où ils se sentent artisans de leurs relations, responsables de leurs choix, utiles à leur prochain et non plus réduits à être des boulons anonymes et interchangeables de la mégamachine technico-économico-marchande.

Si nous parvenons à réduire l'emprise de l'économique et à le tenir dans des limites viables, l'argent va pouvoir trouver une fonction plus évoluée en servant des échanges situés au-delà de la logique capitaliste tyrannique, favorisant des projets qui ne soient exclusivement commandés par le profit mais prioritairement par le respect et le besoin de relation. Alors, nous pourrons participer à l'expansion d'activités à vocation sociale, où chacun pourra trouver sa place dans de petites communautés auto-organisées par affinités d'intérêts.

Pour cultiver en lui l'intelligence des limites l'homme psychiquement doit évoluer d'un cran; dans une projection de poétique-fiction, je dirais que cette évolution serait mieux assurée s'il pouvait voir naître en son cerveau quelques circonvolutions nouvelles ! En attendant, pour progresser en ce sens, nous n'avons que ce recours : favoriser en famille et en société tout ce qui rend l'individu confiant.

Or, nous n'en sommes pas là !... Peut-être, déjà, de nouvelles cellules nerveuses sont en train d'être créées... mais du côté des relations affectives la destruction des liens de solidarité atteint une ampleur des plus inquiétantes. La fragilité, le soutien et le réconfort humain semblent avoir déserté notre monde sans pitié.

De plus en plus, l'individu éprouve la société comme un ensemble de risques et de contraintes subies, le système bureaucratique-industriel régnant sur tous les apects de sa vie. Aliéné par cette domination de l'économique, l'homme est stressé, les limites du supportable étant trop souvent dépassées. Malade de méfiance, redoutant la dépendance, il cherche à sauver sa peau vaille que vaille dans l'urgence de défenses improvisées ; égocentriquement, il tâche de colmater les brèches causées par trop de blessures répétées qui n'arrivent pas à cicatriser, l'amour n'étant plus suffisamment donné.

La désespérance.

Ainsi chacun se rétracte dans des refuges protecteurs de fortune, se droguant de multiples façons pour oublier sa douleur. Et bien sûr, la violence subie se répercute dans les échanges intra et inter subjectifs sous forme de maladies, de haines, de rivalités fratricides, de rejets intolérants, de destructions et d'auto-destructions diverses.

J'ai déjà évoqué la schizophrénie, mal typique de l'être déchiré du XXème siècle. Il y a aussi la paranoïa qui provoque chez le sujet atteint un retrait et une méfiance pour tout ce qui risquerait de le toucher dans sa blessure à vif; ce faisant il tient écarté ce que la vie pourrait lui apporter, y compris le bon. L'être paranoïaque n'est plus qu'un noyau isolé au fin fond de lui, protégé par un mur de pierres qu'il consolide sans cesse, ou par un rideau de feu, ou encore par un cercle de vide qu'il produit autour de son être enfoui, empêchant la réalité d'atteindre son soi caché. C'est là, dans ce coeur meurtri, qu'un vivant cruellement blessé s'est réfugié, palpitant, dans une immobilité propre à décourager tout nouveau prédateur qui le croit alors sans vie.

Il y a aussi tous les drogués qui se détruisent, retournant

contre eux la violence subie dont ils ne savent plus reconnaître l'origine réelle. Lorsqu'ils n'ont plus aucun espoir propre à les sortir de l'enfer, ils absorbent des produits nocifs qui leur donnent paradoxalement un sentiment de toute-puissance. Ces substances magiques les font jouir de paradis artificiels et, de piqûre en piqûre, de verre en verre, ils finissent par y rester, abandonnant sur terre leur corps déchet.

Il y a les "fascistes", mi-paranos, mi-drogués à la toute-puissance, qui tournent leur violence vers l'extérieur, désignent le coupable en l'étranger porteur du mal. Ils projettent leur haine sur celui qui est différent et entretiennent d'eux-mêmes une image idéale de force, de pureté, de vérité, etc.

Il y a tous les désespérés et leurs jeux suicidaires: jeu sexuel avec le Sida, la vitesse à moto ou en auto, les plongées en apnée.., tous les exploits destinés à "enivrer" notre dégoût de la vie. Par ces euphorisants, nous cherchons à fuir cette vie et les limites que notre condition mortelle nous impose. Pourquoi respecter des règles susceptibles de préserver notre existence puisqu'elle a perdu son sens social ? La réalité, vidée de ses solidarités, ne donne plus suffisamment de soutien humain apaisant; à quoi bon conserver la vie et la transmettre aux générations futures alors que nous détruisons toujours plus sa magie naturelle. Abandonnés, sans continuité éthique, nous préférons anticiper et nous tuer, aidés par l'ivresse infantile qui tourne nos têtes vers l'illusion.

L'égaré peut aussi avoir recours aux tranquillisants pour sortir du stress ou pour dormir. Les neuroleptiques peuvent permettre de reconnecter les neurones de ceux qui, sous la pression, ont "disjoncté" et qui se retrouvent tête et corps déliés, fous, à lier à coup de comprimés.

La maladie d'adaptation.

La maladie la plus pernicieuse est certainement celle de l'adaptation au système pervers qui nous gouverne, pervers au sens où le social et l'économique qui devraient être solidaires sont clivés.

Communément on dit : diviser pour régner. Au niveau des

organisations complexes, il en est de même : si l'on coupe les interdépendances entre instances de natures différentes, il n'y a plus de limite, il n'y a plus de butée posée par chaque partie à l'autre lorsque toutes deux affirment leurs exigences. Sans ce frein, la toute-puissance devient la loi de fonctionnement ; l'étanchéité empêche les interpénétrations conflictuelles qui font la richesse multiple du vivant permettant aux différentes forces de s'équilibrer.

Notre contemporain atteint par la maladie du clivage se veut riche, mais seulement de possessions matérielles. Pour cela, il sacrifie son intégrité: il se coupe de son vrai self pour n'être plus qu'un faux self conforme au sujet fonctionnel et factuel qu'idolâtre notre époque.Il renonce aux liens d'amour vrai pour une terrible solitude qu'il dope à l'individualisme. Faire société devient pour lui être juxtaposé au corps de son voisin, sans communauté d'intérêt humain. S'il ne peut séduire et gouverner son prochain à sa fantaisie, ce dernier est rejeté dans l'indifférence ou devient l'ennemi à abattre. Celui qui souffre de cette "normalité" n'est plus qu'un objet à consommer. Ainsi réduit, chacun s'efforce de prendre l'autre dans le filet des artifices qu'il lui tend, non pas pour l'aimer, bien sûr, mais pour "conforter" son pouvoir de capture. Le prix payé pour asseoir cette puissance au détriment de son semblable est l'indifférence et l'insensibilité.

L'insensibilité pour se défendre de la violence.

C'est à partir de ce que je sens que je peux m'orienter, discriminant le vrai du faux ainsi que ce qui me fait du bien ou du mal.

Mon *corps sensible* établit mon humanité en ses limites de nerfs, de chair et de sang. Le *bon sens* s'appuie d'abord sur mes *sens* avant de devenir une faculté mentale. Lorsque je suis touché, le contact par ma peau se répercute à mon cerveau, à mon système nerveux et depuis ces centres dans tout mon métabolisme. Des stress trop intenses modifient l'équilibre de mes échanges humoraux et mes fonctionnements internes s'en trouvent bouleversés d'autant. Par exemple, mon estomac va hypersécréter de l'acide chlorhydrique, s'autodigérant jusqu'à l'ulcère.

Si les stimulations qui me viennent de mon environnement

m'éprouvent de façon insupportable, mon moi sensible va se rétracter au plus profond, tel l'escargot dans sa coquille. Conjointement, je vais développer une carapace d'insensiblité pour que plus rien ne m'*atteigne car de coquille naturellement je n'en ai pas*. Ma présence sensible au monde va s'arrêter à la face externe de ma "peau-bouclier". Réactivement cette surface va renvoyer instantanément vers le dehors toute excitation. Les individus hyperactifs, les "battants" comme on dit aujourd'hui ont développé ce mode de défense; plus les agressions sont fortes et multiples, plus ils sont réactifs, donnant à qui les voit le sentiment d'une grande efficacité. Ils ne sont pas animés du dedans par un mouvement ou un désir propre, mais de l'extérieur par les empiétements qu'ils subissent. Leurs illusions de maîtrise les leurrent eux-mêmes. Ils ne sont forts qu'en apparence. Une immense impuissance les ronge intérieurement car au lieu d'être les véritables acteurs de leur vie, ils ne sont que soumis aux violences du système régnant. Ils sont factices en ce sens qu'ils présentent aux autres une façade désertée de sensibilité humaine. Leur indifférence et leur insensibilité servent la puissance idéale dont ils croient se soutenir en se passant de l'appui d'autrui. Le lien et la dépendance sont ce qu'ils redoutent le plus car c'est dans la dépendance intersubjective qu'une partie d'eux-mêmes a été tuée, enfants mal aimés, puis adultes meurtris par le manque de solidarité. Depuis, clivés en leurs éprouvés pour ne plus souffrir, ils s'éloignent et se défient d'autrui empêchant certes les relations de dépendances mais aussi celles de dialogue, de compréhension, d'amitié, c'est-à-dire tous les liens d'interdépendances susceptibles de leur donner nouvellement un soutien fraternel. Jadis ils ont été trop trahis, déçus, découragés... Depuis, indistinctement, ils s'écartent de l'humain, prétendant à une autonomie idéale, afin de ne plus subir de tels traumatismes.

Le manque de respect et de compréhension.

Qui a commencé de la poule ou de l'oeuf ?... Dans le cas qui nous occupe, est-ce en l'individu le besoin de maîtrise toute-puissante qui le détourne de son semblable, ou est-ce d'abord l'autre, la famille ou la société qui a commencé par abandonner le sujet à sa détresse sans recours ? La préséance à vrai dire importe peu. Les deux propositions différentes en apparence sont à la fois cause et conséquence d'un même drame relationnel; autour du manque de compréhension et de fraternité, elles s'engendrent mutuellement dans un tourbillon sans issue qui entretient la haine.

La confiance et le respect qui ne réconfortent pas suffisamment notre solitude existentielle entraînent cette maladie de la séparation dont les symptômes sont le clivage, l'insensibilité, la peur de la dépendance, le rejet des limites humaines, l'indifférence... L'être atteint ne s'éprouve pas dans une continuité propre à donner sens à son existence; il se ressent comme un patchwork de rôles et de facettes mal jointes et passe sans cesse d'une partie de lui-même à une autre sans éprouver le lien interne qui lui donnerait unité.

L'indifférence : ce mot traduit bien toute l'ambiguïté du mal.

L'indifférent semble se passer de son prochain et de l'ouverture que la différence de ce dernier peut lui apporter : il reste enfermé en lui-même. Mais, indifférent, peut aussi dire l'inverse et qualifier celui qui n'est pas différencié de son semblable, qui ne sait pas s'en détacher. Or, les deux sens se rejoignent, si l'on considère que l'indifférent, dans un cas comme dans l'autre, est privé de liberté.

En trop grand manque de cette confiance qui permet de se séparer d'abord de la mère, ensuite de diverses protections défensives, l'indifférent reste hanté par cette carence. Sous des dehors autosuffisants, il demeure très dépendant de l'autre. Il ne sait se passer de sa victime car, pour établir son pouvoir, il lui faut sans cesse la dominer. Conjointement il se retrouve enchaîné dans ce rapport aliéné qu'il ne peut pas quitter.

Etre indifférent est aussi un bon moyen pour s'assurer la présence d'autrui: le confronter à un vide affectif attise son besoin d'amour et de reconnaissance jusqu'à le faire s'accrocher à son "bourreau".

Tel l'alcoolique à sa bouteille, l'indifférent est donc dépendant, en son cas d'un rapport de pouvoir. Il ne connaît pas d'issue à son addiction. Il est aliéné, tout en jouant à mépriser le lien d'attachement. Son pouvoir ne tient qu'à cette force d'emprise destructrice qu'il établit "sur le dos" d'autrui. Cette force ne saurait le réconforter comme peut le faire le pouvoir enraciné en soi, pouvoir de participer à la vie et à ses lois, créativement, c'est-à-dire fort de son apport original et du soutien parental.

La toute puissance : Le besoin de maîtrise idéale est pathologique en ce sens qu'il fait fi des limites humaines. Derrière la superbe affiche celui qui se veut tout-puissant se cache un être sacrifié, sacrifié à une illusion de perfection.

C'est un drame affectif intériorisé qui pousse l'être à en faire toujours trop, au-delà de ses liumites, indifférent à sa douleur et à celle d'autrui.

Par ce surmenage moral, sans doute l'individu espère-t-il enfin ne plus être mal aimé et abandonné à sa détresse comme il le fut par des parents trop insensibles. Inconsciemment, être dépendant d'un système relationnel quel qu'il soit (familial, professionnel, politique, etc.) en y laissant l'essentiel de sa liberté revient à être prisonnier d'une mère et/ou d'un père exigeants qui voulaient un enfant soumis, le rejetant dès que sa différence les dérangeait. Alors, toujours rivé à ses ascendants, cet enfant, adulte, tente de survivre par le sacrifice de sa vie libre; il tâche ainsi sans cesse d'amadouer ceux qui l'ont meurtri, sans jamais pouvoir vraiment s'émanciper de ses parents et de son passé. Un idéal tyrannique le fouette à toujours reprendre un travail de réparation qui ne sert à rien, les parents archaïques qui le hantent n'étant jamais cléments. Il n'a pas de plage de répit pour reprendre pied en soi. De la contrainte et des brutalités il en redemande même, s'imposant de ces violences qui le maintiennent artificiellement en vie. Sans elles, il serait ramené en lui, à sa violence interne, à son vide sans recours et à la réalité de sa terrible fragilité que l'amour n'est pas venu étayer.

La maladie du pouvoir accable celui que la vie ne peut réconforter. L'emprise n'est qu'un "agrippement", la dernière prise du désespéré avant de se noyer. L'ennui est que cet accrochage défensif peut durer des années voire une vie entière causant de nombreux dégâts dans l'entourage du désespéré. Car ce dernier contamine toute personne qui entre en son contact : à utiliser autrui dans le scénario-catastrophe qu'il rejoue en permanence, il lui repasse sa détresse jusqu'à parfois l'entraîner dans sa chute.

Cette perversion de la relation qu'est l'emprise se propage très vite, car dès que l'individu n'a pas son content de satisfactions affective, la contagion le guette : il est en manque et donc potentiellement à la merci de l'indifférent qui peut alors le faire régresser à ces instances omnipotentes défensives où se fige la vie.

La contribution de la télévision au mal d'indifférence.

Pour certains "la télé" est une compagnie qui soulage leur solitude. Même, si elle les engourdit, cela a moins d'importance puisqu'ils sont "au soir de leur vie". Mais pour les plus jeunes et les adultes à l'identité mal assurée, la television a sans doute une influence très nocive. Si elle prend la place des relations structurantes avec de vrais vivants présents charnellement, "la fenêtre ouverte sur la vie" devient un oeil glacé qui finit par nous pétrifier. Les images qu'elle nous assène nous vident de nos représentations internes.

Notre besoin de l'autre, de son regard et de sa parole, fait de nous des proies faciles pour cette "télé" qui se prétend notre représentante à tous et le reflet de la réalité. A l'instar de nos parents archaïques qui en notre inconscient gardent une mainmise sur notre vie, la "télé" lorsqu'on la laisse trop nous envahir "cultive" notre passivité et notre indifférence. Sous couvert de satisfactions immédiates et faciles, elle nous gave d'images sensationnelles ; ce faisant elle ne nous laisse aucun espace de créativité. Les films de jadis utilisaient l'image de façon symbolique; "ils" nous permettaient ainsi de participer, d'entrer dans le scénario en y mettant nos affects et nos imaginations. L'image aujourd'hui est trop souvent "tyrannique": elle ne nous lâche pas. Son abondance et sa violence provoquent en nous une cascade d'émotions impossibles à métaboliser. Elle nous surmène et nous prive de nous-mêmes.

Si la télévision n'est pas suffisamment bonne, c'est-à-dire apte à nous éveiller, à nous tirer vers nos potentialités évoluées, elle nous fait très vite régresser en nous rendant insensibles et clivés.

La "Télé à biberonner" qui conforte notre partie infantile à coup de divertissements débiles, de spectacles désolants, de clignotants lumineux, d'applaudissements commandés, de vie publicitairement travestie... rend le monde artificiel. Le factice engourdit nos sens et nos orientations morales.

La "télé" qui empêche de distinguer le vrai du faux dépossède les individus d'un espace créatif, réflexif et critique ; elle contribue à faire le lit de la barbarie.

POUR CONCLURE
CETTE PREMIERE PARTIE.

La vie se joue et rebondit de séparation en séparation, de perte en perte, faisant naître à chaque rupture de nouvelles configurations jusque-là inconnues. Cette créativité est le moteur de l'évolution.

L'échange et l'expansion sont ses raisons. Dès qu'une bonne solution s'avère à son tour caduque parce qu'elle se met à paralyser le flux de vie, il faut à nouveau rompre avec le système en place à la recherche d'une autre organisation.

Tout ce qui se fige trop longtemps, dans l'espoir d'éviter des pertes pourtant incontournables, engendre des zones d'immobilités propices à établir un pouvoir ; et si ce pouvoir dure, il devient forcément abusif, car il empêche que les échanges ne s'effectuent hors de son champ.

Pour conjurer le manque inhérent à la vie qui nous met dans l'instabilité, de tout temps l'homme a voulu accaparer les richesses pour les détourner à son profit ; cela l'a conduit à toutes sortes d'abus et à faire des guerres toujours plus meurtrières.

Le besoin de sécurité nous pousse à nous entre-tuer... afin de posséder la vérité, la pureté de la race, la puissance économique...

N'importe quelle idéologie totalitaire tente d'exercer un pouvoir absolu sur les corps et les esprits.

Jadis il y avait bien sûr l'or, ce métal miracle censé conférer tous les pouvoirs,

Au nom de l'or et de la certitude qu'ils détenaient "la vraie" religion, les Espagnols se sont livrés aux pires exactions, à la première grande tuerie des temps modernes. En 50 ans, les conquistadors ont fait de l'Amérique du Sud un véritable enfer, n'épargnant que dix millions d'Indiens sur les 80 qui peuplaient ce continent. Depuis, les génocides se sont succédé confirmant que la plus grande maladie de l'homme est bien cette folie de domination qui le pousse à aliéner son semblable jusqu'à le détruire sans pitié. Par cette violence démente sans doute cherche-t-il à se prouver qu'aucune sensibilité ne saurait arrêter son idéale toute-puissance.

A travers les âges, l'avidité humaine pour l'or et aujourd'hui pour l'argent rend bien compte de notre vide existentiel si mal supporté que l'on a toujours tendance à combler par diverses possessions.

Notre condition matérielle assurée par "les biens" que l'on détient ne peut changer pour autant la réalité de notre condition morale; nous devons mourir, "circuler" pour laisser la place à la génération suivante. Immobiliser les richesses pour nourrir l'illusion d'échapper à la fatalité de la mort ne peut faire éviter cette loi qui nous est consubstantielle.

Aujourd'hui, l'argent et le pouvoir qu'il permet continue de dresser les uns contre les autres, les riches contre les pauvres, le Nord contre le Sud, l'homme contre la nature, etc...

La recherche de l'équité comme orientation éthique collectivement partagée peut contrarier ces violences perpétrées par nos parties infantiles tyranniques. Seul le sens de la justice peut ramener au respect de la vie.

Mais la fraternité n'existe pas comme valeur en soi : elle inclut en son sein la haine à vivre et à juguler ainsi que le conflit à dépasser.

A l'Est, les communistes avaient omis de considérer la relativité de toute chose et le mal qui demeure tapi malgré les bonnes intentions. Alors, ils sont parvenus à cette prouesse : aliéner l'humain au nom de la solidarité. La vérité absolue qu'ils croyaient posséder les a amenés à uniformiser les comportements, brimant la nécessité de la critique, l'interpénétration féconde des différences et la révision permanente qui rétablissent les dynamismes créatifs et maintiennent le progrès en vie. En 50 ans, leurs louables intentions de justice, rigidifiées en idéologie dominatrice, les ont conduits à l'agonie avec comme symptôme rampant : la corruption.

Tout pouvoir qui s'appuie sur la privation par certains de la liberté et des biens fait de l'homme le possédé de sa pulsion de domination.

L'injustice, c'est-à-dire un trop grand déséquilibre dans les échanges, est destructrice. Ainsi, les moyens que nous avons inventés pour décupler notre force et notre pouvoir se retournent maintenant contre nous: en polluant gravement la planète, nous sommes en train de scier la branche sur laquelle nous sommes assis. Et nous ne nous en alertons guère, notre avidité infantile continuant de troubler notre raison et notre lucidité. Lorsque l'on se rêve en robot invulnérable, on oublie que notre santé dépend de l'eau que l'on boit, des plantes que l'on mange, de l'air que l'on respire.

Il est urgent de nous ressaisir. En premier lieu, il nous faut nous affranchir de l'impératif systémique du "toujours plus" qui sert notre puissance hors limite pour promouvoir l'esprit du "suffisant".

En ce sens, l'Etat en sa fonction de régulateur social devrait veiller prioritairement à rétablir l'équilibre des pouvoirs dans tous les champs.

La société de consommation est comme une mère qui, en guise d'amour, gave son enfant de nourriture, cet étouffement ne laissant au petit que peu d'accès au désir et à l'échange. La relation, qui est un délicat ajustement entre ce que chacun donne et prend, est écrasée tant par l'avidité que par la profusion. Donner vraiment, c'est accepter de perdre quelque chose à quoi l'on tient ; c'est tolérer le manque conséquent, et espérer de l'autre qu'il vienne apaiser ce vide par un acte de reconnaissance. Après la perte, ce geste est ressenti comme une renaissance.

Pour que l'être se recentre en sa condition, il lui faut donc affronter ce vide existentiel qui fait naître en lui le besoin de solidarité. Pratiquement, cela signifie d'abord la nécessité pour nos contemporains de reconquérir du temps libre qui les laisse disponibles à la rencontre. Dans l'avenir le plus proche, la redistribution du travail serait à organiser, certes pour que les chômeurs ne soient plus des exclus sacrifiés sur l'autel du capitalisme, mais aussi parce que le travail est de plus en plus fonctionnel et accaparant, barrant par là même une participation sociale enracinée dans les échanges quotidiens les plus variés."La bête de travail" qui se remplit d'activités tel un drogué pourrait alors rompre avec son "addiction", redevenant un sociétaire à part entière. La démocratie, bien mal en point, s'en trouverait ranimée.

Le projecteur des médias braqué ces temps derniers sur la corruption désigne à nos regards quelques notables et hommes d'affaires sans scrupules. Certes ces individus sont coupables, mais le profit abusivement acquis ne peut être circonscrit à un petit nombre de cas isolés; il participe d'un état d'esprit général qui empoisonne tous les échanges. Il accompagne la loi du plus fort qui continue de mener nos sociétés modernes. L'idéologie ambiante pousse chacun à user et à abuser de son bout de pouvoir pour servir son intérêt le plus étroit.

La hiérarchie pyramidale, ainsi que l'obéissance à une figure patriarcale autoritaire reste le modèle dominant contraignant les relations en ce sens. Dès la prime enfance, les individus sont forcés, poussés au combat, surmenés par la compétition sans pitié. Dans cette course au sommet sont éliminés les moins motivés, les moins influençables et ceux qui cherchent la vie ailleurs que dans les rapports de pouvoir.

Ce qui est pourri c'est l'idéologie qui nourrit le système. Le plus souvent elle ne nous apparaît même plus, tellement elle est partout et tellement nous baignons dedans sans plus pouvoir prendre de recul critique. Seul le gâchis humain qu'elle génère peut encore nous faire repérer sa présence.

Celui qui, conditionné par son époque et ses éducateurs, doit dès l'enfance se plier à l'impératif du "toujours plus" ressort en partie détruit par cette grande violence qui lui est faite. Au nom de la réussite sociale il se sent au fond sacrifié et lésé car il a dû renoncer à bien des expériences et des plaisirs structurants et donneurs de confiance.

Lorsqu'il est dans "la place au soleil" qu'il visait, il essaie de tirer le plus de privilèges possibles de sa position en compensation des privations qu'il a subies; et du côté de l'avoir rien n'est jamais suffisant pour réparer son être meurtri.

Quant aux plus "petits", aux sans grades, ils tâchent de survivre vaille que vaille dans cette société: "ils essaient de tirer leur épingle du jeu" comme on dit. Ne pouvant que se soumettre, impuissants face à l'injustice qui d'emblée les saisit ils utilisent tous les moyens pour garder la tête hors de l'eau: ils peuvent voler, se faire assister abusivement, travailler au noir, frauder, etc.

Moyennant quoi riches et pauvres sont tous irresponsables quant aux conséquences collectives de leurs actes. Et chacun derrière son cynisme égocentrique vit dans ce malaise qu'entraînent la tricherie et l'irresponsabilité.

Les démocraties occidentales ainsi lentement pourrissent. L'Italie est en tête de cette décadence. On y a vu là-bas de façon exemplaire comment les notables aux commandes de l'Etat se sont faits complices des mafieux pour plier la société à leurs intérêts immédiats.

Comment être honnête dans un système dont le ressort profond est l'injustice, laquelle sécrète cette maladie de la toute-puissance qui sert la religion matérialiste régnante?... Tout le système serait à remettre à plat dans un souci d'équilibre des pouvoirs et de respect des limites humaines.

II / Deuxième partie
ARCHEOLOGIE
DE L'ASSERVISSEMENT.

Les enfants sont un fardeau et s'ils procurent de la joie, c'est parce que deux personnes ont décidé de porter ce fardeau ; en fait, elles se sont mises d'accord pour ne pas parler de fardeau, mais de bébé.

D. Winnicott, "L'enfant unique"
dans *L'enfant et sa famille* p.153-159

Cette seconde partie de mon ouvrage est consacrée à l'examen des abus de pouvoir de parents sur leurs enfants.

Je sais qu'il va falloir au lecteur beaucoup de confiance en moi pour se laisser aller à comprendre mes propos. Tous nous tendons à idéaliser nos parents, à minimiser ou ne pas reconnaître les blessures qu'ils nous ont infligées, compromettant d'autant nos potentialités vivantes et notre liberté. Dans le déni de nos fragilités nous nous voulons "forts", et alors nous rêvons nos parents uniquement "bons", donneurs d'assurance, oubliant que parfois ils ont été gravement inaptes à leur tâche d'éducateurs.

Pourtant, reconnaître "le mauvais" n'a jamais éliminé "le bon" à condition bien sûr d'accepter que toute chose en ce monde ne soit idéale. Or c'est toujours cette soif d'idéal qui nourrit nos égarements et nos illusions en pervertissant les lois et les valeurs de la vie. Voir en soi ce qui a été brisé, stérilisé ou entravé par l'abus de pouvoir de nos parents ne devrait pas détruire ce qu'ils ont fait pour nous de généreux. En cette quête de la vérité il ne s'agit pas de chercher un coupable à condamner... Si nos parents ont été parfois destructeurs c'est qu'eux-mêmes, au préalable, avaient été injustement traités par leurs propres éducateurs; ainsi meurtris en certains pans de leur être, ils se sont trouvés dans l'incapacité de faire mieux avec leurs enfants et souvent, en toute inconscience, ils ont agi sur eux la violence qui continuait de les hanter.

Nos parties "violentées" sont tapies au fond de nous. Nous les avons immobilisées dans des oubliettes psychiques pour qu'elles n'interfèrent pas avec nos parties saines et évoluées. Mais c'est un leurre de croire que nous en sommes ainsi débarrassés, les coupant en quelque sorte de nous-mêmes. Elles restent des plaies à vif... et tant qu'un réconfort humain ne les aura pas soignées afin qu'elles se cicatrisent elles nous mèneront à notre insu, à certains moments périlleux de l'existence où l'on ne peut qu'être exposé sans faux-fuyant possible. Dès que dans la vie de tous les jours apparaît le risque d'un nouveau coup porté en cet endroit blessé, notre réaction affective est alors sans mesure, violente à son tour, blessant l'autre qui malgré lui a ravivé notre terreur d'enfant maltraité et inconsolé. Car, en nos parties pétrifiées par la violence (lesquelles restent une source toujours actuelle de notre insécurité existentielle) nous exigeons que l'autre se comporte de façon idéale; s'il ne se montre pas parfaitement adapté à notre attente, nous sommes alors sans pitié, sans pardon, sans modération.

Adultes, nous n'osons toujours pas regarder au grand jour cette violence fichée en notre coeur dès l'enfance; ce serait constater les dégâts qu'elle a causés à notre intégrité et la fragilité de notre identité qui en résulte. Ainsi ces dégâts nous n'osons pas les penser (panser) ou tâcher de les réparer par la compréhension de l'attitude nocive de nos parents. Le déni de la violence subie entretient silencieusement notre meurtrissure. Et cette cécité est à son tour destructrice pour autrui alors que la violence reconnue et apprivoisée n'a plus besoin d'être agie et d'empoisonner les générations qui suivent.

La nécessité inconsciente de parents idéaux à l'autorité incontestée donne une sécurité individuelle d'une piètre qualité, puisqu'elle est au prix de perpétuer la violence sur autrui. Retrouver la réalité de notre histoire en faisant remonter à la conscience les violences qui nous ont meurtris, c'est rétablir le contact de soi à soi et par là même avec autrui. C'est par la douleur renaître à une sensibilité subjective et inter-subjective.

Au lecteur maintenant d'avoir le courage d'endurer cette douleur pour trouver le réconfort que donnent l'appui de la vérité et la reconnaissance de l'injustice.

" Il y a ceux qui ont ce qu'il faut pour se réaliser et ceux qui, par suite de défaillance de l'environnement dans les premiers stades de la vie, ne peuvent se réaliser. Il faut s'attendre à ce que les seconds en veuillent aux premiers. L'être malheureux essaiera de détruire le bonheur. Ceux qui sont prisonniers de la rigidité de leurs défenses tenteront de détruire la liberté. Ceux qui ne peuvent jouir pleinement de leur corps essayeront d'empêcher la jouissance du corps, même chez leurs propres enfants et même s'ils les aiment. Ceux qui ne peuvent aimer essayeront de détruire par le cynisme la simplicité d'une relation naturelle; et, au-delà de la frontière, ceux qui sont trop malades pour prendre leur revanche et qui passent leur vie à l'hôpital psychiatrique rendent les bien portants coupables d'être bien portants, d'être libres de vivre en société. "

D. Winnicott

1969 "ce qui menace la liberté" conversations ordinaires p,266. 2;1

-La violence faite à l'enfant

En dehors de quelques rares parents pas trop blessés dans leurs tendres années et qui ont pu suffisamment évoluer, la plupart attentent à leur enfant par inconscience, parfois par volonté.

Reconnaître l'abus de pouvoir qu'exerce le père autoritariste acharné à briser son enfant est chose facile. Plus difficile est de considérer la violence que subit un enfant en bas âge lorsque l'un de ses parents se suicide, est gravement malade ou disparaît par accident. Difficile aussi est de voir la détresse du petit lorsque sa mère, au demeurant gentille, colle à l'idéologie ambiante et s'absente jour après jour pour aller au travail, sans réfléchir à l'abandon qui en résulte pour son enfant ....

- L'indispensable protection.

La grande affaire de l'être humain est la séparation. Cette dernière, pour être supportable, ne peut qu'être douce. Si elle est brutale l'enfant mal accompagné tombe dans un gouffre de solitude et ne peut apprivoiser sa condition individuée.

Cette magnifique protection que fut la matrice enveloppant notre extrême fragilité nous a d'abord rendus ignorants de notre humaine vulnérabilité. Alors la chute hors de ce paradis sans doute l'éprouvons-nous avec douleur. Nous restons inconsolés de cette perte à partir de laquelle il nous a fallu être exposés à la vie et assumer notre destin de vivant mortel.

En nous, la nostalgie de solutions idéales à nos difficultés demeure.

Nous acceptons la séparation et la perte de protection seulement si nous parvenons en échange à établir des liens de confiance et de solidarité qui réconfortent notre solitude en nous rattachant aux autres humains.

Nous renonçons aux liens fusionnels de corps à corps si nous parvenons à tisser avec autrui des liens symboliques qui nous tiennent ensemble tout en nous laissant trouver notre originalité individuée. Si nous n'arrivons pas à cette évolution de la relation, nous restons pris dans du corps et de l'instinct, sans parvenir à nous épanouir en notre liberté. Nous sommes alors tel un fruit qui se dessèche et, restés accrochés à notre mère, nous mourrons sans avoir jamais éprouvé notre chair gonflée en sa maturité ; et notre esprit rétréci reste inapte à s'évader dans un univers ouvert à d'autres rencontres, d'autres réflexions, d'autres alliances, d'autres créations...

La tâche des parents est d'élever leurs enfants, c'est-à-dire de les accompagner en leur développement jusqu'à ce qu'ils puissent “s'envoler” pour s'accomplir en leurs existences uniques.

A considérer l'action des parents dans la perspective de la séparation à accomplir, il s'avère nécessaire que les parents soient pour leur enfant une protection étroitement adaptée qui sait se relâcher au fur et à mesure que le petit trouve sa propre assurance, son expérience lui servant alors d'appui; il peut ainsi quitter ses tuteurs pour aller sa propre vie, car il n'éprouve pas la séparation comme une brèche dans sa continuité d'existence où s'engouffrent des angoisses primitives insupportables et la terreur de l'abandon. Pour le petit accompagné dans sa découverte de l'extériorité, la séparation peut devenir la voie de son enrichissement et de son expansion.

Entre l'intérieur matriciel prolongé par le cocon familial et l'extérieur où l'individu doit advenir à son autonomie, les éducateurs ont une position clé. Leur fonction est de guider l'enfant pour qu'il trouve son chemin de difficultés à franchir en périls dépassés, et ce sans que la confiance ne l'abandonne grâce au soutien humain qu'ils savent lui donner.

Du dedans au dehors, pour chaque être humain, un espace transitionnel est donc à conquérir qui articule l'attachement et la liberté, ménageant tant l'amour que la créativité. Cet espace intermédiaire qui résulte de la séparation des corps et de notre condition sexuée (coupée) est le lieu de la relation et de l'échange. Il est un espace tiers de circulation qui échappe à la logique duelle du pouvoir abusif, laquelle fige les phénomènes et empêche la complexité relationnelle afin d'exercer son emprise. L'espace transitionnel, virtuel, ou encore symbolique n'appartient à personne.

Dès que les parents manquent à être ce soutien souple et désintéressé propre à respecter la vie balbutiante de leur enfant, ils font violence à ce dernier ; ils aliènent la liberté potentielle de l'individu en formation qui doit naître à lui-même.

Si l'attention et la compréhension que l'on doit à son prochain n'est pas donnée au tout-petit, ce n'est pas la déception qui l'attend mais la détresse : il ne peut que se ressentir perdu en sa nouvelle vie et abandonné au vide de la séparation. L'absence de relation étroitement adaptée l'empêche de s'établir sur un socle de confiance et de trouver les appuis réconfortants grâce auxquels il peut maintenir le lien avec autrui, maintenant différent de lui.

Pousser trop tôt l'enfant à l'autonomie sans suffisamment de paliers et de transitions, équivaut à le précipiter dans le gouffre qui alors le sépare de l'autre et dans lequel il se sent tombé indéfiniment, ne pouvant se raccrocher à aucune relation. Aux prises avec un vertige terrifiant, l'individu par la suite, à chaque pas dans la vie, va se contracter défensivement, une part plus ou moins importante de son énergie restant ainsi bloquée dans la terreur et le refus de quitter la fusion pour se différencier.

Découvrant la réalité de la séparation, le petit vit de nouvelles expériences face auxquelles il est sans référant; il importe donc que les éprouvés inconnus qui alors le perturbent arrivent à rejoindre sa continuité d'existence préalablement établie. Si les expériences qu'il fait sont trop brutales, pas assez adoucies par la bienveillance de ses parents, elles outrepassent ses facultés de métabolisation; au lieu de le solidifier en ses capacités à faire face à la vie et à contenir les remous qu'elles génèrent en lui, elles risquent alors de le désintégrer. Et adulte, il va rester effectivement handicapé, toujours dans la crainte d'être trahi par le soutien humain.

Les parents doivent à leur enfant cette empathie presque parfaite qui ménage son extrême fragilité. Une telle obligation est certes très éprouvante pour l'adulte: chacun a des limites, et l'exigence d'altruisme heurte nos besoins ego-centrés nous mettant dans une grande tension difficile à soutenir. Mais, au fil des mois, ce qui peut être éprouvé comme une tyrannie s'adoucit; les parents peuvent relâcher leur vigilance en comptant de plus en plus sur le petit, lequel devient capable de pallier les défaillances de son entourage par la compréhension de ce qui lui arrive et ses progrès du côté de l'autonomie.

Au regard de ce devoir parental, le lâchage des nourrissons dès trois mois à la crèche ou en garderie est une hérésie. Mis en collectivité ou chez une garde pas suffisamment maternante, l'enfant est privé de l'environnement protecteur spécialement adapté à sa fragilité. Seul cet environnement affectif permet à l'individu naissant de s'établir, fort d'une confiance existentielle et de devenir plus tard un adulte reconnaissant, restituant aux autres le respect qu'on lui a initialement donné.

Jusqu'à l'entrée à l'école, il faut que l'enfant bénéficie du soutien étroit de ses parents et prioritairement de l'attention maternelle.

La justice devrait poser comme loi ce tout premier droit de l'enfant

- **L'injustice.**

Je le répète ; ne pas protéger et accompagner suffisamment l'enfant en son immaturité équivaut à lui faire une violence terrible : affectivement, il ne peut que se sentir abandonné.

L'abus de pouvoir parental se situe donc là, en cette injustice qui est faite au petit et qui va conditionner toute son existence, l'empêchant de vivre sa condition créativement. Si l'on subit par trop la vie au lieu de la découvrir dynamiquement à partir d'un soi suffisamment établi et participant, on s'éprouve handicapé, malade existentiellement : on ne se sent pas réel et l'on ne trouve aucun véritable intérêt à vivre.

Il y a mille façons de rejeter un enfant. Toutes sont causées par la même incapacité parentale; ces derniers se sont chargés d'un fardeau bien qu'ils n'étaient pas matures pour l'endosser. Alors, le plus souvent, sans conscience de l'esprit vengeur qui les anime, ils rendent le petit responsable de leur gâcher la vie et ils le briment pour une faute qui ne lui revient pas.

Faire naître, c'est faire naître au conflit et à la condition humaine..., et y advenir brutalement soi-même si, comme adulte on continuait de fonctionner psychiquement dans l'infantile. La réalité de la grossesse, les douleurs de l'accouchement, les contraintes , du maternage et de l'élevage tuent l'imaginaire de l'enfant merveilleux, nous ramenant on ne peut plus durement aux lois de l'existence.

Donner la vie c'est aussi donner la mort qui est au bout de chaque chemin.

Etre parent c'est conjointement accepter sa propre finitude; c'est passer de la position d'enfant à celle de maillon solidaire d'une chaîne où chaque génération pousse celle qui la précède.

En d'autres termes, la naissance d'un enfant plonge les géniteurs dans une dépression à dépasser. S'ils ne parviennent pas à contenir les conflits qui alors les bouleversent, ils en restent à leurs illusions, rejetant l'enfant et la réalité dans laquelle il les a malgré lui projetés.

Devant le nouveau-né l'adulte est tout à la fois réjoui et terrifié. Cette ambivalence par laquelle se manifestent ses parties évoluées côté bonheur et ses instances archaïques du côté de la peur, le met dans un profond malaise. Regardez les réactions de celui à qui l'on met un nourrisson dans les bras pour la première fois: il est angoissé. Pour expliquer sa gêne il va dire : "c'est si petit" ou, "je ne vais pas savoir le prendre" ou encore, "je risque de le faire tomber"... etc... Autant de paroles témoignant de sa crainte de faire du mal ; alors que si vous lui donnez un petit animal tout aussi fragile, il va le prendre avec tendresse sans hésiter. Le conflit que donne à vivre le petit d'homme est violent; il s'agit donc de le reconnaître et d'apaiser notre angoisse par de la compréhension au lieu de se croire un monstre. L'ambivalence ne se règle pas par le déni et le rejet du mauvais en soi mais par la lucidité sur notre condition et la confiance que donne la solidarité.

Donner la vie c'est savoir perdre de la sienne, ce qui suppose d'en avoir suffisamment en réserve ou, en d'autres termes, de pouvoir donner de ses forces sans se sentir mis en danger de façon majeure. Cela suppose une confiance en soi suffisamment assurée qui permette de se rétablir après avoir été malmené.

Pour le parent immature, à la naissance (parfois dès la conception) commence non pas l'éducation de l'enfant, mais l'exercice d'un pouvoir par lequel il se rassure en ses défenses, évite d'être éprouvé par le conflit et d'endurer une dépression pour laquelle il est inapte.

Comment éviter la perte d'illusion omnipotente si ce n'est en effaçant la réalité de celui par lequel elle ne peut qu'advenir. Alors tous les moyens sont "bons" pour donner inexistence à l'enfant et empêcher les expériences qui lui permettraient de s' affirmer comme autre différent allant son chemin, hors l'emprise de ses parents. L'intolérance de l'adulte vise toujours les actes du petit qui lui permettraient de s'autonomiser, de sortir de l'influence, d'exister.

Entraver la liberté d'un enfant c'est réduire à l'état d'objet un sujet en le privant de ses actes propres et de son originalité.

C'est l'enfermer dans un système imaginaire clos dont il n'a pas les moyens psychiques de sortir par manque de maturité et de lucidité réflexive. C'est abuser de la dépendance où il est d'emblée compte tenu de son état démuni qui ne peut se passer de la protection d'adultes tutélaires.

Ainsi, le parent qui aliène son enfant s'assure la dépendance de ce dernier afin qu'il n'ait pas les moyens de le quitter et de s'épanouir en sa propre vie.

Nous allons maintenant examiner certains comportements parentaux et quelques-unes de leurs mentalisations inventées de toutes pièces pour tenir leur enfant "en prison".

a) Du côté des mères.

Combien fragile est la femme en proie à la rupture de l'accouchement !... De toute pleine, elle se retrouve toute vide et chargée d'un petit inconnu à qui il va falloir donner sans compter.

Les derniers mois de la grossesse ont été souvent éprouvants, le poids et le volume de l'enfant perturbant de plus en plus le métabolisme de la mère ainsi que son repos. Lorsque l'accouchement se déclenche, la mère est soumise à un jeu de forces incontrôlables : privée de toute maîtrise, elle ne peut que s'abandonner à la tempête qui se déchaîne à l'intérieur d'elle. Agi par une violence terrible et endurant souvent les pires douleurs, son être ainsi éprouvé n'est plus en cette tempête qu'un minuscule point épargné; pour tenir, seule lui reste un peu de confiance inconditionnelle, fragile fétu de paille auquel se raccrocher en attendant que la tourmente cesse.., laissant des morts ou des vivants..., l'issue ne dépendant pas de sa volonté... Durant ce temps, le soutien affectif donné par son mari et l'aide du personnel soignant sont très importants, tout en semblant à la mère bouleversée par l'aventure la plus primaire, participer d'un autre monde, d'un monde civilisé structuré existant à côté de son expérience actuelle.

Elle est épuisée. Parfois elle a perdu beaucoup de sang.., ou les médecins ont dû intervenir pour ouvrir de force son corps, etc.

"Le mal joli, dès qu'il est passé on l'oublie" : c'est vrai. L'enfant est là bien vivant... La mère aussi a survécu ; dans son esprit, l'épreuve terrible est déjà effacée. Pour tous les deux, la première grande étape de la vie a été heureusement franchie...

Maintenant s'ouvre le temps du premier maternage. La mère va devoir se dévouer à ce petit être incapable de lui restituer dans la réciprocité un soutien actuel. Encore fusionné à elle, il ne peut que prendre et ne saurait donner intentionnellement quelque appui humain que ce soit. Seuls les signes de bonne santé dont il témoigne la réconfortent un peu.

Pour se consacrer à lui, elle a abandonné sa vie d'avant, tous ses repères, tous ses plaisirs... Elle s'astreint aux soins à lui dispenser, nuit et jour,dans un labeur enfermant, ponctué de pleurs éprouvants et de calmes absences, rythmé par les tétées répétitives... les couches à changer, le bain à donner, le linge à laver... Elle doit tenir ce régime de "hautes tensions", endurer cette aliénation avec une patience infinie... Et aucune rémunération ne vient valoriser sa tâche..., aucun syndicat ne peut la sortir de cet esclavage.., et l'idéologie contemporaine très individualiste ne reconnaît pas vraiment combien est essentiel son dévouement.

Tout de suite après la naissance, son "sacrifice" est spontané et ne lui coûte pas trop: "il va de soi" sans que l'astreinte soit ressentie comme aliénation. D. Winnicott nomme ce moment "le stade de la préoccupation maternelle primaire". Psychiquement stimulée par certaines sécrétions hormonales, la mère serait naturellement disposée à ce dévouement de tous les instants, mais après quelques semaines, cet enchantement psycho-physiologique disparaît et la dure réalité de sa tâche l'éprouve grandement.

C'est alors que la mère immature risque de flancher sous le fardeau. Elle a besoin d'un secours immédiat, et le petit ne peut lui donner de satisfaction qu'hautement symbolique, inaccessible à qui n'est pas suffisamment évolué. Dans l'esprit de l'adulte, l'enfant est un plus, une richesse unique qui reprend le flambeau de la vie. Mais dans l'actuel lorsque la mère a régressé sous l'épreuve et la fatigue, l'enfant représente souvent une menace. Il a mis sa mère en souffrance, l'a laissée brutalement vide... Au niveau des affects primaires ravivés l'enfant est éprouvé comme une blessure, voire un meurtrier; et moins la mère est évoluée, plus cet archaïque l'agit.

La mère qui avant la naissance pouvait se croire pleine d'un enfant imaginaire idéal, emblème de sa complétude et de sa perfection, se retrouve en perdition lorsque la réalité du petit fait effraction dans sa vie. La cruelle rupture de la naissance coupe court à ses illusions toutes-puissantes. Là où la mère est menacée, son équation mentale devient : “s’il existe, c’est moi qui meurs”. Alors, en ces instances psychiques, maintenir la fusion destinée à gommer la séparation devient pour elle vital. Elle va tendre à réabsorber le petit, à l’enfermer de nouveau en elle pour redevenir pleine, corps dans corps, confondus à tout jamais. La violence existentielle qu’elle fait à l’enfant en l’empêchant d’être libre, de s’émanciper d’elle, s’explique donc par la violence subie par le parent immature lorsqu’il ne peut métaboliser psychiquement l’événement bouleversant qu’est la naissance.

L’enfant bien malgré lui heurte notre toute-puissance, détruit nos illusions infantiles ; sa vie signe notre finitude. Mais de là à l’accuser de notre malaise existentiel!.., de là à lui faire porter la faute de la condition humaine qui nous insupporte et celle de l’incapacité de ses géniteurs à être des éducateurs responsables !!!...

Voilà l’injustice que trop d’enfants subissent de la part de leurs parents. Ces derniers, en perdition, écrasés par le fardeau dont ils se sont chargés abusent alors de leur pouvoir de “grand” sur le “petit” pour se récupérer en leur toute-puissance. Bouc-émissaire désigné de leur mal-être ou de leur détresse, l’enfant est sacrifié sur l’autel de leur omnipotence infantile.

Le nouveau-né n’est rien sans sa mère dévouée. Pour s’affirmer en son aptitude innée à être, il dépend totalement de la façon dont elle va le protéger, tout en lui présentant le monde au fur et à mesure qu’il peut le rencontrer. Ce support continu que la mère donne à son petit lui permet de s’établir en son moi naissant.

Très étroit au début de l’existence, ce besoin de soutien continue de rester essentiel chez l’enfant en croissance. Pour l’adulte, il est certes moins prégnant, mais il demeure le garant de son humanité et de sa capacité d’être dans le respect d’autrui. Alors, pris dans l’échange et la mutualité, ce type de soutien est nommé solidarité.

La fusion prolongée dont a besoin l'enfant met donc sa mère dans une grande dépendance qu'il lui faut tolérer. La mère ne peut que souffrir cet état de choses et au mieux le supporter. A l'aune de son être individué qui prétend à l'autonomie, elle s'éprouve aliénée par ces soins continus qu'il lui faut dispenser et l'attention au petit qu'elle ne peut relâcher et c'est bien ainsi. On ne donne authentiquement que si cela coûte vraiment. Et si, tout en restant soi-même,on parvient à se sacrifier juste ce qu'il faut pour respecter l'autre sans se perdre pour autant. Mais cette double exigence est douloureuse parce que conflictuelle : elle mêle le désir séparé de l'un au besoin de dépendance de l'autre, deux dimensions antagonistes qui s'accordent difficilement lorsque les intérêts sont si différents. Rien n'est plus étranger à l'adulte que l'univers du nourrisson. Et c'est au plus grand, au plus aguerri dans la vie de renoncer davantage à ses exigences pour aller à la rencontre du petit. Cet altruisme coûte beaucoup à la mère qui, comme je l'ai déjà dit, ne peut espérer une réciprocité dans l'actuel. Pourtant c'est fort de ce don presque à sens unique que l'enfant peut devenir lui-même; car la mère tout attentive à respecter sa différence si fragile lui permet alors d'exister d'emblée comme un être à part entière.

Si au lieu de cela la mère fusionne avec son enfant pour éviter de ressentir la perte qu'il y a à donner et la douloureuse abnégation à laquelle le maternage l'entraîne, l'enfant continue de s'éprouver comme une partie d'elle… Il ne saurait advenir en son originalité.

C'est donc pour nier le manque lié à la séparation que la mère perpétue la protection de son enfant au-delà de ses besoins à lui ; et c'est pour éviter la souffrance qui accompagne le heurt des différences qu'elle coupe brutalement la dépendance dont il se constitue pour retourner bien vite à sa vie d'autrefois et retrouver ses plaisirs égocentrés. Dans les deux cas, l'enfant ne peut s'établir solidement en ses repères ; il ne peut suffisamment sortir de la confusion originelle pour s'individuer avec force, et le manque de soutien adéquat l'empêche de s'intégrer pour devenir un être libre. De plus sa blessure existentielle d'être sexué mortel que l'amour de la mère ne vient pas soigner reste trop à vif et l'espoir qu'elle peut cicatriser risque de l'abandonner.

Autre conséquence : lorsque les défaillances de l'adaptation maternelle sur laquelle se fonde l'être de l'enfant sont trop importantes, l'expérience du petit ne peut s'établir en lui : au lieu de faire des conquêtes progressives à partir de ses capacités propres, il ne sait alors que réagir à des stimuli externes qu'il ressent comme étrangers à lui et qui le contraignent violemment. Son sentiment d'être s'en trouve faussé. Même s'il fait tous les gestes qu'il faut pour exister, sa participation à la vie se limite à être adapté, soumis et non créatif.

La mère trouve plein de raisons pour faire cette violence à son enfant, Toutes ces raisons sont manichéennes, en ce sens qu'elles érigent en vérités valables pour le petit des exigences toutes personnelles à la mère et qui ne sauraient faire loi commune. Car les intérêts de l'enfant sont alors seuls grugés. De plus, le petit qui ne connaît pas d'autre réalité que celle présentée par sa mère, n'a pas la liberté et l'espace critique pour se révolter ou faire valoir son droit : il subit le pouvoir de sa mère et doit s'adapter à elle au lieu du contraire. Cette perversion, qui met en quelque sorte la mère en position d'enfant à protéger, distord toute l'évolution à venir du petit, faisant de lui un être "séduit" (c'est-à-dire affectivement captif) toujours sujet au vertige de l'abandon.

Ces manipulations de la mère ont toutes pour fonction d'éluder sa difficulté à vivre, de restaurer sa toute-puissance et de renforcer ses défenses.

Parfois la mise à distance de l'enfant est effective; la plupart du temps le petit peut être laissé chez une grand-mère. Ou, tous les jours, il est mis à la crèche, en nourrice... Sous prétexte de préserver la liberté de la mère et de pousser l'enfant à l'autonomie, le discours collectif, à notre époque, cautionne ce type d'abandon précoce. Cette folie est un pur produit de l'idéologie individualiste régnante ; elle meurtrit l'enfant lequel aura toutes les chances de devenir un adulte révolté et asocial ou bien un homme soumis inapte à la démocratie, juste capable de coller aux figures d'autorité et aux pouvoirs établis.

Que la mère arrête de travailler est parfois impossible pour la survie matérielle du foyer. Mais souvent c'est une mère plus aisée qui va se délester de son enfant simplement pour ne pas mettre sa carrière prestigieuse en suspens; et l'esprit de l'époque arriviste et marchand contribue à ce qu'elle n'en éprouve aucun remords.

Au cœur même de la maison, l'éloignement tant physique qu'affectif peut être imposé à l'enfant. Pour gagner du temps, le biberon sera calé avec un oreiller vers la bouche du petit, la mère vaquant à d'autres occupations... Une autre "marâtre" va se donner comme consigne si l'enfant pleure, surtout ne pas le prendre dans ses bras et la nuit le laisser hurler dans la pièce la plus éloignée. Derrière les raisons éducatives que la mère invoque pour justifier ces comportements, se cache la peur de côtoyer la fragilité du petit et le refus d'être dérangé en son repos, les remous engendrés par l'existence de l'enfant risquant de déborder cette femme gravement. Lorsque la famille est nombreuse, les parents sont surmenés, pris dans l'urgence ; perdu au milieu de ses frères et soeurs, l'enfant, presque toujours, se vit privé de cette adaptation particulière et de l'attention qui le ferait exister à part entière. Il se ressent abandonné au sein même de sa famille car il est poussé précocement à l'autonomie pour alléger la tâche de ses parents. Mais cette autonomie forcée n'est qu'apparence ; toute une partie de sa petite personne reste à vrai dire engluée dans la dépendance comme pour attendre d'autrui réparation pour le manque d'amour et d'attention qu'il a subi.

Autre cas de figure : une mère immature pourra, dès la naissance, se détourner de son enfant en ne supportant pas la dépression dans laquelle cette séparation la plonge. Au pire, elle peut prendre le nourrisson comme un persécuteur et ne pas vouloir l'approcher. Dans un esprit de mère très primaire où prédominent le besoin de fusion et le rejet de la différenciation, la génitrice va, par exemple, décréter que l'enfant n'est pas à elle, qu'on le lui a changé à la maternité, simplement parce qu'il ou elle ne lui ressemble pas. Pendant des mois elle peut rester sans le toucher ou presque. Pour se réconforter dans une présence, il reste à l'enfant le seul contact avec l'objet, son petit lit, ses draps, le biberon tendu sans regard, sans affect, etc...

Une autre mère débordée par sa fonction pourra ne pas sortir de la dépression où la rupture du lien corporel à son enfant l'a précipitée. Par exemple, elle va se retirer le plus souvent possible du monde de l'échange et des relations pour s'enfermer dans sa chambre ou dans des silences infinis... Parfois elle peut même disparaître le temps d'un séjour en psychiatrie. Alors, l'enfant doit se rompre à une succession de présences et de pertes qui sont autant de blessures en sa continuité d'existence.

La mère, qui reste trop prise dans un univers imaginaire, tente à travers son enfant de sauvegarder sa toute-puissance : elle l'investit comme objet idéal, et bien sûr l'enfant n'étant pas parfait, dès que sa réalité la dérange elle le rejette, l'estimant coupable de ne pas la satisfaire magiquement. Une telle versatilité de la part de la mère soumet l'enfant à un système affectif de douches écossaises ; cela empêche son intégration naissante en brouillant ses repères sensoriels. Il ne sait plus sur "quelle mère" établir sa continuité.

Dans sa quête d'idéal, la mère peut réellement s'épuiser dans les soins qu'elle dispense à son enfant, prolongement merveilleux d'elle-même. Si elle a été l'objet d'une éducation judéo-chrétienne, cela peut contribuer à la faire se sacrifier au-delà de ses limites humaines. Pour suivre le précepte "oublie-toi toi-même" elle va alors s'efforcer d'être "bonne" sans arrêt jusqu'à s'épuiser et rejeter celui qui la tourmente ainsi. Le résultat est là encore à l'inverse du but recherché. L'amour, auréolé par la toute-puissance mythique de l'instinct maternel, lorsqu'il fait soudain défaut à l'enfant, sabote les appuis que le petit avait déjà établis pour assurer son être balbutiant.

L'adulte peut certes fusionner avec son prochain en se sacrifiant, oubliant de se sauvegarder suffisamment ; mais invariablement, à un moment, reviennent au devant de la scène psychique ses exigences d'être individué.

L'amour idéalisé est de la toute-puissance déguisée en dévouement sacrificiel. Il s'accompagne forcément de rejet ; à s'être trop donné jusqu'à se perdre, on se récupère en envoyant "au diable" l'autre devenu "vampire" au regard de notre moi différencié.

La mère qui, dans l'abnégation totale à son enfant, se sacrifie, entraîne le petit avec elle dans le gouffre lorsqu'elle est prise de détresse. Puis, quand elle reprend pied, elle le gâte, le gave, le dévore d'amour. Et lui n'y comprend rien ; il est assujetti aux mouvements "d'humeurs" maternels qui n'ont rien à voir avec ce qu'il ressent à partir de lui.

La suprématie que le don omnipotent de la mère institue barre la participation active de l'enfant et le prive d'exister vraiment à partir de ses actes propres. Lui sont interdits aussi tous les gestes de reconnaissance qu'il peut faire vers sa mère. Lorsqu'il prend conscience de l'avoir malmenée à trop la solliciter, il ne peut la réparer: le don à sens unique et exclusif de sa mère empêche de sa part mutualité et restitution.

L'amour n'est pas un pouvoir à exercer : il est une relation complexe, un échange qui implique la contribution réciproque d'êtres suffisamment libres. En ce sens, le don suppose qu'il y ait un autre pour recevoir, pour prendre ou refuser ce qui est à son sens bon ou mauvais. L'amour ne s'apparente pas à du gavage lequel réduit l'enfant à être un contenant passif, juste bon à être rempli par les soins envahissants de sa mère.

L'enfant se sent aimé si sa contribution au monde est appréciée .

Il est aliéné si ses gestes d'autonomie ne sont pas accompagnés et s'il sont découragés. Ainsi, le parent abusif ne manque pas de faire sentir à l'enfant son inutilité et l'enferme dans une culpabilité qui dévalorise d'emblée sa participation à l'échange. Si aucun de ses dons n'est assez bon pour être accueilli avec reconnaissance, l'enfant réduit à l'impuissance renonce à être :"si je suis tellement mauvais, pense-t-il, autant donc disparaître". Pour payer son immense dette insolvable, il n'a plus qu'à se sacrifier, à s'immoler sur l'autel de l'amour maternel, laissant sa mère régner de façon totalitaire.

Alors qu'aux yeux de la société certains parents peuvent sembler suffisamment bons pour leur enfant, le "venin" qu'ils distillent à petites doses, régulièrement, peut soumoisement empoisonner la confiance existentielle de leur petit.

Par exemple, une telle va élever sa fille en évoquant régulièrement l'affreux événement que fut sa naissance…,. répétant combien elle a fait souffrir sa mère…, combien elle l'a déchirée..., combien ce souvenir atroce reste encore présent. L'enfant, à chaque fois, va entendre combien elle est foncièrement et irrémédiablement mauvaise.

Une autre mère idéalement dévouée à sa tâche va, par quelques pensées "bien"nocives, barrer le destin de sa progéniture. A la naissance, penchée sur le berceau elle peut décréter : "Dieu qu'elle est laide, il va falloir que je l'aime beaucoup". Rejet, puis amour-fusion: telle est l'équation affective perverse qui permet de perpétuer la dépendance aliénante. Ici, une autre voie d'existence n'est pas laissée à l'enfant; celle où la petite serait belle et valable aux yeux des autres. Celle où sa différence appréciée pourrait s'épanouir, échappant à l'emprise parentale.

Parfois, c'est dès la conception que l'enfant est épinglé comme mauvais; il a alors bien peu de chance de sortir de ce rôle et de cette injustice. Il a beau faire, le préjugé parental revient constamment briser son élan créatif.

Le diktat injuste peut s'emparer de n'importe quelle différence pour asseoir sa condamnation; par exemple ce peut être le sexe qui focalise la discrimination, les filles étant marquées du signe négatif et les garçons étant d'emblée idéalisés. Ce type de manichéisme pose un sceau fatal sur le destin de l'enfant ; ce dernier n'a plus la possibilité d'exister à part entière. Il est coupé d'une partie de lui et empêché de gérer le bon et le mauvais, c'est-à-dire de contenir l'ambivalence qui lui est consubstantielle pour trouver sa maturité et atteindre au respect.

Autre exemple courant de diktat destructeur : si l'enfant n'abonde pas dans le sens parental et ne fait pas ce qui est par eux attendu, une petite phrase assassine du genre "tu seras toujours un bon à rien" le rejette aussitôt dans le mépris.

En résumé :

Les deux facteurs relationnels principaux qui entraînent une rupture dans la continuité d'existence de l'enfant sont les *carences* graves dans le soutien donné et le *passage soudain* de *l'amour* à *la haine* sans lien sensé si ce n'est l'arbitraire des humeurs et des peurs parentales. Or, je l'ai déjà dit, c'est sur cette continuité lorsqu'elle est préservée que le petit établit sa fragile intégration et une confiance suffisante pour faire face aux heurts de l'existence.

La femme qui se prend pour "la Mère", reine pleine de son enfant manque à faire lien de transition entre ce qui est contraire ou conflictuel. Elle barre au petit tant l'accès à la séparation qu'à cette troisième dimension relationnelle, espace du don et de l'échange permettant d'échapper à la logique duelle du pouvoir.

L'amour inaugure ce lien potentiel qui n'appartient à personne, un amour juste inspiré par le respect de la vie. Alors l'espace transitionnel peut devenir le champ où l'individu trouve la liberté d'évoluer vers sa maturité; c'est en cette aire qu'il vient "reprendre sans cesse sur le métier" les tissages les plus compliqués, jusqu'à ce que les différences parviennent à se chevaucher, les conflits à se vivre et à se réguler, la haine à s'articuler à l'amour pour donner naissance au respect.

La mère abusive, tantôt dévorante tantôt rejetante, se laisse mener par ses pulsions; en d'autres termes, elle est elle-même agie par des motions qu'elle ne contient pas suffisamment.

Ce qui fait la grandeur de l'humain c'est pourtant la liberté qu'il peut conquérir par rapport aux pulsions conflictuelles qui l'animent.

Or la mère nocive psychiquement fonctionne de façon primaire, presque uniquement corporellement ; elle "mange" son petit lorsqu'elle a faim d'amour ou qu'il faut remplir de toute urgence son vide existentiel, et elle le rejette comme un excrément mauvais lorsqu'elle est saturée. Ses humeurs qu'elle ne sait pas contenir témoignent de son impossibilité à soutenir une continuité d'où elle existerait comme être entier. L'enfant livré à l'immaturité d'une telle mère est privé du support constant à partir duquel il pourrait exister vraiment, c'est-à-dire être suffisamment libre par rapport à ses instincts et gérer la complexité de la vie individuée.

Lorsque la mère contient dans le temps l'expérience pulsionnelle du petit, lors de ses premiers élans d'individuation, ce qui est de l'ordre de l'instinct peut alors passer dans le champ relationnel symbolique et s'émanciper du corps. Et c'est seulement si la mère reconnaît et supporte la séquence entière de l'action impulsive du petit qu'un sentiment de continuité d'existence peut s'édifier solidement en ce dernier. Concrètement cela signifie qu'agressée comme elle l'est bien souvent, la mère n'en vienne pas à se venger réactivement en rejetant l'enfant ; il lui faut survivre.., garder patience, être toujours là, réceptive et suffisamment disponible. L'enfant peut alors penser qu'il ne l'a pas détruite, que sa violence n'a pas été irréversible.

A ce stade de structuration mentale de l'enfant, nommé par D. Winnicott "stade de l'inquiétude", ce qui importe n'est plus simplement la solidité des bras maternels et la douceur de ses soins; c'est sa résistance à l'agression et sa souplesse psychique. La fermeté bienveillante de la mère, doublée de sa compréhension, peuvent alors faire butée, juguler et contenir l'instinct impérieux de l'enfant.

En d'autres termes, la maturité et la générosité maternelles permettent à l'enfant une résolution de ses conflits internes autre qu' instinctuelle, c'est-à-dire un apaisement de ses tensions qui n'est pas une décharge énergétique brute,mais une liaison; c'est ainsi que les pulsions peuvent entrer dans le champ de la satisfaction symbolique. La mère qui se pose en "existante solide" face à la toute-puissance du petit le fait advenir à une réalité relationnelle que jusque-là il ignorait. En d'autres termes, la mère qui fait front et n'est pas détruite par l'agression de son enfant, stoppe ainsi sa pulsion dévorante sur sa lancée aveugle. Alors, aux yeux du petit, l'autre en la personne de la mère apparaît soudain en sa différence et non plus comme un simple prolongement fusionnel. L'enfant peut alors réaliser ce qu'il a fait subir à son prochain; coupable de sa pulsion omnipotente sans pitié, il va tendre maintenant à"réparer"sa mère et reconnaissant il va tâcher de lui restituer des bienfaits en retour de ceux qu'il reçoit d'elle. Avant que la mère ne s'affirme en son altérité, résistant au pouvoir omnipotent de l'enfant, ce dernier était incapable de reconnaissance.

L'enfant qui parvient à "ce stade de la réparation" entre dans le champ symbolique ; il peut se transcender en son égocentrisme tyrannique. Il est capable d'être créatif et spontané puisqu'il jouit de suffisamment de liberté par rapport aux motions qui l'animent. Il n'est pas une "bête" menée par ses pulsions. Il peut "exister", c'est-à-dire habiter son corps sans en être prisonnier et découvrir l'espace transitionnel de la relation, de l'échange, de la communication, susceptible de ranimer en permanence sa participation à la vie.

Ceux qui n'ont pu s'appuyer sur la fiabilité d'une mère capable de survivre à l'attaque pulsionnelle, n'ont plus qu'à emprisonner leur agressivité en devenant docile sous l'autorité, contraignant ainsi leur violence car, manquant de confiance, ils se sentent inaptes à la contenir seul. Mais cette agressivité bloquée et cette soumission obligée les rongent malgré tout. A défaut de trouver une issue vers la vie, elle "pourrit" à l'intérieur formant un "abcès" qui peut dégénérer en cancer psychique ou organique. La créativité interdite se retourne en maladie physique et/ou mentale, en destructivité tournée contre soi ou contre autrui (alcoolisme, drogues, perversions, etc...). A force de s'effacer de la face du monde et de s'interdire d'être "donneur de vie", ces individus meurtris en leur être peuvent aller jusqu'à l'explosion au niveau des connexions neuronales : c'est alors la crise psychotique qui les désintègre.

b) Du côté des pères

Si la mère n'a pas posé les bases psychologiques de l'espace symbolique, le père ne peut pas contribuer à faire sortir l'enfant de la fusion afin qu'il s'aguerrisse et trouve assurance dans le champ social.

En restant dans un duo avec le petit, la mère lui interdit l'accès à la troisième dimension de l'échange grâce à laquelle il peut s'échapper d'elle. Le père, premier tiers existant dans l'aire familiale, est alors évincé; réduit à être le pâle doublon de la mère, il est condamné à rester dans un rapport duel archaïque. Son emprise alors aliénante sur l'enfant va se manifester de deux façons: tantôt il peut être tyrannique soumettant le petit à son autoritarisme, tantôt il va être absent, retiré de la relation dans le silence, le désintérêt, voire le mépris.

Hormis dans le cas du père qui fait fonction de mère, dans la toute première enfance, le géniteur n'a pas d'influence affective directe auprès de son petit. Sa position hors fusion originelle le fait exister seulement en un second temps dans l'éducation de l'enfant.

Lorsque ce dernier est au stade de la dépendance absolue, dans son esprit encore confus, le père est inclus en la mère, laquelle est éprouvée par l'enfant comme son prolongement. Alors, c'est comme partenaire auprès de la mère que la fonction du père compte le plus.

Le mari bienveillant qui dispense amour et apaisement réconforte grandement sa femme souvent épuisée par sa tâche et parfois déprimée par les épreuves violentes qu'elle endure. Au niveau social souvent, il la protège de l'extérieur afin qu'elle puisse rester tournée vers l'intérieur, toute disponible pour s'adapter aux besoins de l'enfant. Il travaille pour deux, dans le désir que son petit profite le plus longtemps possible du dévouement maternel essentiel à sa structuration. Et sa tâche est ingrate, souvent douloureuse. Le père tout comme la mère est profondément bousculé par sa nouvelle position dans la chaîne des générations ; psychologiquement éprouvé au niveau du groupe famille, il est conjointement exposé en première ligne sur le front social et il ne peut compter sur le réconfort affectif que lui donnait auparavant sa femme ; trop accaparée par le nourrisson, elle délaisse forcément son mari, le privant d'attention et de plaisirs sensuels.

Les parents matures qui parviennent à tisser entre eux des relations de solidarité et de compréhension vont trouver à respecter l'être fragile de leur enfant. Au niveau de leur couple, l'alliance aimante qui a fini par s'imposer au-delà de leurs duels signifie qu'ils ont déjà fait tout un travail d'émancipation par rapport à leurs pulsions de domination. Leur désir de liberté et de justice qui l'a emporté sur leur égocentrisme borné les rend maintenant prêts à assumer la lourde charge d'un enfant sans, par vengeance primaire, briser sa capacité "d'être" !

Si c'est un rapport de pouvoir aliénant qui détermine l'attachement des parents l'un pour l'autre, alors l'enfant en pâtira forcément, payant d'une partie de son être leur immaturité ; "quelque part", il restera brimé en ses potentialités évoluées. Qu'il y ait prédominance du père sur la mère ou vice versa, l'enfant sera atteint par la violence narcissique qui trop souvent gouverne les comportements de ses éducateurs.

La mère dominée, soumise dans la fusion à son mari vénéré (inconsciemment haï) va peut-être savoir s'adapter étroitement à son enfant, mais va être incapable d'accompagner ses premiers mouvements d'émancipation puisque pour elle-même elle a renoncé à l'autonomie; aussi, comme elle "encaisse" sans broncher les coups portés par son mari, elle risque de céder aux premières agressions du petit au lieu de "survivre" en faisant butée. En d'autres termes, elle s'efface et disparaît en sa fonction de guide et de soutien, laissant l'enfant dans le vide de relation, plein d'une violence que personne n'a su arrêter.

Devant l'inconsistance d'une telle mère, une petite fille, par exemple, à la recherche d'assurance et d'identité, se tournera réactivement vers son père, devenant peut-être "un garçon manqué". Ce père bien qu'autoritaire et abusif représente aux yeux de l'enfant le seul élément fort puisqu'il domine la mère ; et la petite prise dans son univers familial n'a guère d'autre modèle auquel s'identifier pour se constituer en son individualité. Par la suite, un tel père va être difficile à quitter; l'attachement duel de type "fusionnel-maternel" risque de se perpétuer sur sa personne et, au stade de la maturité sexuelle, la jeune femme aura le plus grand mal à se tourner vers d'autres hommes.

La mère écrasée par son mari va étouffer son enfant, se raccrochant à lui pour se réconforter.

...La mère régnant sur son foyer et évacuant son époux va exercer une emprise paralysante sur ses enfants, les empêchant de s'affirmer en leur différence. Elle ne valorisera que les actes où elle peut continuer de leur être indispensable.

... Le mari méprisé en son rôle de père va parfois se "ranger" au même niveau que ses enfants; il peut se chamailler avec eux en position de rival... A d'autres moments, il se montrera incapable d'assumer des petits travaux quotidiens, afin de conforter l'omnipotence maternelle de sa femme et de récupérer son attention.... etc...

Comme je l'ai déjà dit, dans le discours d'adultes qui furent des enfants trop abusés, deux figures de père prédominent : les autoritaires et les absents. Côté masculin, elles correspondent sans doute aux effets contraires entraînés par les pulsions infantiles qui gouvernent les comportements du parent. Le père qui manque à sa fonction d'éducateur est incapable de modération : il est mené par des réactions primaires de fusion ou de rejet. Ainsi, "l'autoritariste" ne lâche pas son enfant et s'efforce de le réduire à lui à coup de diktats éducatifs, lorsque ce n'est pas en exerçant des violences corporelles. "L'étranger" accaparé par son travail à l'extérieur ou le "silencieux" retranché derrière sa femme, son journal et sa télé plonge le petit dans le vide et l'abandonne au pouvoir de sa mère. Empiétement et absence paternelle viennent rompre la continuité d'existence de l'enfant et empêcher son évolution. Plus tard, ce dernier aura tendance à rester soumis à l'autorité et dépendant, car, en manque cruel de reconnaissance, il sera toujours avide de ce dont il a été trop privé : l'amour structurant d'un père et d'une mère. Conjointement, il se gardera de s'engager vraiment dans quelque relation que ce soit pour éviter de tomber à nouveau dans le pouvoir d'un autre susceptible de lui faire cette violence terrible : empêcher que se tissent les liens symboliques dans le but de régner aux dépends d'autrui. L'inconséquence et l'incompréhension parentales coupent un tel individu de son expérience, brisant le fil sensé de sa vie; par la suite, il se coupe lui-même des autres pour ne pas souffrir à nouveau le désespoir annihilant qu'il a déjà connu.

Ou bien encore tel le nourrisson carencé toujours présent en lui, il attend de l'autre une adaptation en totale harmonie, et dès que la réalité vient contrarier ce besoin, il se referme comme une huître et retourne dans son coin, cruellement meurtri.

Le père intolérant qui veut tout contrôler a d'abord été cet enfant qu'on a privé d'existence; sous des dehors impériaux et tout-puissants se camoufle un être brisé et impuissant.

L'intolérance, c'est l'incapacité à supporter la différence aussi bien celle qui travaille en soi que celle qui nous sépare d'autrui.

L'intolérant ne peut pas contenir le conflit amour-haine à l'intérieur de lui,cherchant un moyen terme susceptible de préserver au mieux la vie. Il utilise l'autre, y compris son enfant, pour se débarrasser de ses parties négatives en les lui faisant endosser ;

puis tyrannique, il s'acharne à le cerner de son autoritarisme, à le contrôler et à l'éduquer avec poigne. Au départ, c'est de sa propre impuissance à contrôler ses conflits qu'il s'agissait. Par ce tour de passe-passe qu'est la projection, c'est maintenant l'enfant qui est chargé des parties "mauvaises" de son père: il fait fonction de bouc émissaire permettant à ce dernier de se croire tout "bon" et indemne en son omnipotence.

Il arrive parfois que la projection, par un effet de boomerang relationnel, fasse retour à l'envoyeur. Par exemple: le fils, aidé par une nature robuste, ou par une mère plus juste à l'égard de lui et lucide sur son mari, peut avoir en son être suffisamment résisté aux mauvais traitements de son père.

Adulte, il pourra alors trouver la force de se révolter ouvertement, signifiant à son père que "cela suffit" ; "il ne se laissera plus humilier, ni frapper". Devant la force affirmée par son fils, le père peut s'effondrer, exprimant alors le plus grand mépris de lui-même, une haine de soi qu'il cachait jusque-là sous des attitudes de toute-puissance. Le rapport pervers étant déjoué, le père accablé par la vilenie qui lui revient pourra aller jusqu'à demander d'être puni, privé d'amour ou même à l'extrême battu par ce fils qu'il battait.

L'enfant a besoin d'une autorité masculine structurante qui respecte sa continuité d'existence tout en limitant ses excès pulsionnels.

Le père suffisamment évolué sévit pour canaliser les débordements du petit, lesquels exaspèrent bien souvent la patience des adultes en leur "injectant" parfois une bonne dose de peur: car l'enfant, testant les limites, côtoie de bien réels dangers qu'il n'apprécie pas.

Aussi, le petit provoque l'autorité pour éprouver la souplesse et la solidité de ses parents aux prises avec les violentes tensions qu'il sécrète en eux. Il a besoin de voir l'adulte se mettre en colère puis se contrôler suffisamment, retenant avec succès "les chevaux emballés" de ses pulsions excitées. Alors rassuré, l'enfant s'identifie volontiers à ces aînés apaisants qui savent juguler les excès pulsionnels pour se comporter de façon modérée ; les prenant pour modèle, il apprend à se contrôler.

Si le père parvient à se défendre d'une agression actuelle de l'enfant tout en restant bienveillant à l'égard de sa personne, c'est- à-dire sans le condamner pour autant ou le rejeter, la confiance se trouve préservée par-delà l'agression. La continuité de leur relation étant ainsi sauvegardée malgré les "entailles" faites par la violence, c'est conjointement la continuité d'existence de l'enfant qui est ménagée.

Comme je l'ai déjà dit, l'enfant d'abord fort d'une mère presque parfaitement adaptée à sa fragilité est dans une omnipotence naturelle. De là, il attend que le monde se plie à lui. En famille, bien souvent, il est exigeant jusqu'à la tyrannie: il crie, bougonne, récrimine, etc. Le ramener à une réalité plus évoluée demande de la part des parents une patience et un "doigté" relationnel de tous les instants.

Dans le duo fusionnel qu'il cherche à perpétuer avec sa mère, le petit rejette son père, encore plus s'il est garçon : Aussi, il ne manque pas une occasion de lui faire sentir qu'il est un gêneur et de trop dans la maison. Si le père n'a pas assez de maturité pour considérer à long terme sa fonction, s'il s'en tient au désagrément qu'il éprouve dans l'instant, il rejette l'enfant qui le rejette ; comme il est le plus grand, il gagne en cette épreuve de force mais brise l'enfant en train de s'affirmer maladroitement.

En ses parties primaires, le petit gomme le père ; mais en ses parties évoluées en devenir, il a un besoin urgent de cette autorité bienveillante qui sait exister autrement que dans l'affect du moment et lui montre ainsi les voies de l'autonomie.

Face à l'agressivité arrogante de son enfant, le père intolérant oublie que le petit est aussi très démuni, dans un besoin d'appui essentiel ; lorsqu'il le rejette, il condamne sa capacité d'être un individu.

Tout comme la mère, le père doit survivre à la violence pour que l'enfant continue de s'intégrer à partir d'un noyau de confiance.

Si le père se dérobe au conflit où l'entraîne le petit, il disparaît de l'échange et laisse l'enfant face à un vide terrifiant. Dans l'esprit de ce dernier il devient une figure imaginaire inaccessible et potentiellement capable de tous les excès (excès que dans la réalité il n'a pas su affronter et réguler lorsque l'enfant le"cherchait".)

L'enfant a besoin d'un père bien réel, présent, qui s'implique au quotidien dans la relation. Si l'amour du père ne déserte pas le conflit, l'agressivité de l'enfant peut quitter la pente de la violence pour devenir le support de sa présence au monde ; il peut alors l'affirmer à travers son activité constructive ou réparatrice jusqu'à se sentir utile.

Lorsque la confiance reste une donnée relationnelle, l'individu participe volontiers à la vie, à une vie qui lui semble alors valoir la peine d'être vécue.

L'agressivité canalisée dans la relation qui se mue en culpabilité réparatrice puis en respect et en désir de justice est l'avancée psychologique la plus évoluée à laquelle l'homme peut prétendre.

Du cours positif ou négatif que prend l'agressivité dépend l'aptitude ou l'inaptitude de l'être humain aux plaisirs de la vie et au désir de la transmettre. Pour l'avenir de nos sociétés et même de la planète il est donc essentiel que l'éducation focalise son action sur ce problème de l'agressivité et de son orientation secondaire.

Pris par un permanent vertige existentiel, les individus parviennent à rester en équilibre tant qu'ils tissent et retissent sans cesse des liens symboliques. En d'autres termes, ils ont à créer et recréer constamment l'environnement culturel qui les rend partenaires de la même condition humaine, et confiant en l'appui que leur donne la volonté partagée de justice et de solidarité.

Dans l'esprit de l'homme, la rupture des liens éthiques qui nous tiennent ensemble rend dérisoire de perpétuer la vie. Sans attache symbolique nous sommes abandonnés à la violence diabolique, à l'agressivité primaire qui coupe toute relation de fraternité. Esseulés et sans horizon pour transcender nos individualités bornées, nous sommes conduits au désespoir et au désir inconscient d'arrêter là cette existence insensée, déliée.

Via la mère, le père et la société, la protection matricielle évolue vers des soutiens culturels ; à tous ces stades relationnels si la confiance dans les liens de solidarité est expérimentée, la sécurité qu'est la toute-puissance imaginaire peut être abandonnée. Le réconfort que donnent la compréhension et le don réciproque viennent la remplacer. Et l'égoïsme (qui limite la "liberté" à un individualisme coupable) s'estompe laissant le champ ouvert à la réparation et à la reconnaissance mutuelle.

Mais la liberté, la vraie, celle qui porte en son sein le respect, "se défend mal". Ce sont les besoins anxieux de contrôle, d'emprise et de domination qui semblent mobiliser la plus grande part de notre énergie. Car nos zones infantiles et l'avidité qui les anime sont établies en premier à l'intérieur de nous : "elles occupent d'emblée le terrain". De ce fait, nos instance évoluées, secondaires dans le temps, n'ont jamais la partie gagnée. La complexité des dynamismes contraires qu'elles doivent concilier les rend toujours fragiles. Elles sont dépourvues de cette puissance à se propager qui caractérise l'instinct et les pulsions primaires.

La culture devrait être l'entretien d'une conscience collective de la fragilité humaine et du travail quotidien que chacun doit faire pour entretenir la mince flamme de la justice et de la liberté. Car le sens que l'on peut trouver à la vie nous est donné en grande part grâce " à l'appui de ces expériences culturelles qui apportent à l'espèce cette continuité transcendant l'expérience personnelle". (D. Winnicott in "Jeu et Réalité" p,143)

c) Du côté des thérapeutes

Un individu meurtri dans l'enfance jusqu'à ressentir sa liberté handicapée peut s'accommoder de défenses et/ou profiter adulte du pouvoir qu'il peut exercer sur plus faible que lui: subalternes, femme, enfants, etc. Mais aussi, espérant réparation, il peut décider de révolutionner son histoire, de la remettre à plat pour repartir sur d'autres bases éprouvées comme vraies. Il n'a pas d'autres choix.

Il devine que ses difficultés relèvent d'une "maladie de la relation".

Il sent qu'il faut maintenant compter sur autrui s'il veut relancer ses dynamismes vivants et reprendre confiance en l'existence. Pour trouver cette aide un jour il peut se décider à aller voir quelqu'un d'humain, un thérapeute qu'il investit sur un mode tant parental qu'amical. Il dépose en ce guide ses espoirs de renouveau.

Le thérapeute et le processus analytique qu'il soutient offrent au patient un cadre où renaître autrement.

Pour que se rejoue "l'équation affective d'une vie", quatre appuis psychologiques essentiels doivent soutenir l'élan de l'individu qui se lance dans ce travail périlleux:

- *La fiabilité du cadre* qui fait fonction d'environnement porteur; elle suppose d'abord la présence continue du thérapeute en temps et heure prévus.

Dans l'enfance, ce sont les humeurs changeantes des parents qui ont été les plus nocives, empêchant que s'établisse suffisamment la continuité d'existence garante de la santé. En ce sens, un thérapeute ne peut être fantaisiste, versatile, capricieux, etc... ou avoir des comportements arbitraires.

- *L'écoute patiente* qui permet à l'analysant de trouver seul des vérités que le thérapeute ne fait qu'éclairer.

- *La confiance constante du thérapeute*, toujours ouverte à "l'être du patient", quand bien même en "son moi" celui-ci peut se montrer résistant, arrogant, manipulateur, etc...

Un individu est malade parce que dès l'enfance il a été d'une manière ou d'une autre considéré comme coupable par son entourage et puni en étant privé de liberté.

Dans l'aire thérapeutique, c'est d'abord la confiance qui est profondément bénéfique : elle soulage progressivement le patient de sa "culpabilité-prison".

- *La compréhension humaine* du thérapeute ouvre au patient de nouveaux horizons de liberté à conquérir.

La compréhension est l'apaisement le plus évolué que les hommes peuvent se donner. La solitude individuelle et la liberté sont supportables à condition de trouver le réconfort d'une parole solidaire. Derrière la compréhension (qui met en jeu l'esprit et le niveau symbolique du langage) la sensibilité affective et le corps sont conjointement apaisés.

Qui dans l'échange, ne ressent pas la douleur et le plaisir de son interlocuteur, ne peut avec sa simple "tête" ajuster son apport relationnel car il ne saisit que la superficie désincarnée de la vie.

Comprendre vraiment c'est partager du sens et des sensations en étant capable de s'identifier à l'autre, différent de soi. Or, celui qui a été abusé par le pouvoir d'autrui n'a fondamentalement pas été compris.

Le thérapeute qui accompagne la parole du patient, doit éclairer son discours tout en rétablissant des vérités jusque-là méprisées; l'analysant peut alors reconnaître ce qu'il a subi dans l'enfance au lieu de continuer à se penser coupable de ces violences. L'analyste qui dit au "meurtri" combien il comprend ses souffrances et combien il sympathise avec l'être démuni en lui qui a été maltraité dès l'enfance, rétablit une justice salvatrice : le patient peut alors retrouver "son bon sens" et réorienter sa vie à partir de bases vraies. Lorsqu'il se sait compris, ses éprouvés, qui ne sont plus pervertis par l'abus de pouvoir, lui permettent enfin de se repérer, de n'être plus tel un aveugle insensible errant dans l'existence.

Comme je l'ai déjà dit, le cadre fiable que l'analyste soutient dans le temps, doublé de sa compréhension bienveillante et vigilante, permet l'essentiel du travail. Son attention est braquée sur les rapports de pouvoir destructeurs qui ont entamé la confiance existentielle du patient; il enseigne à ce dernier comment reconnaître les abus passés, comment les déceler pour les désamorcer dans l'actuel et comment ne pas les reproduire activement dans la répétition en faisant subir aux autres ce que l'on a subi soi-même.

Ce type de vigilance axée sur les relations de pouvoir peut ranimer une vie lorsqu'elle s'est en partie bloquée dans l'insensibilité pour ne plus souffrir de violence désintégrante. Aussi trouvons-nous un nouvel élan vers notre maturité dès que nous savons que notre propre tendance à la toute-puissance infantile est notre plus grande ennemie, ennemie à surveiller pour l'empêcher de tuer la liberté.

Lorsque l'on parvient à vite voir l'abus et à déjouer les manipulations aliénantes, on n'est plus perdu : on peut s'entraîner à esquiver les ruses du pouvoir et dénoncer les excès destructeurs de l'intolérant. Face à ce dernier on se fait un devoir de le ramener à la justice et au respect par réflexion ou par force. Et si l'on ne peut lui faire entendre raison, on sait alors lui tourner le dos en le laissant à son omnipotence incurable.

L'analyste mutique "qui fait le mort" et abandonne le patient à son monologue donne en fait libre cours à son sadisme sous prétexte de respecter une théorie. Tout "autisme" d'école réactive le traumatisme qui a rendu l'individu malade, celui provoqué par l'incompréhension et l'insensibilité au service de l'abus de pouvoir.

Au congrès des psychanalystes de langue française des pays romans, qui s'est tenu à Rome en 1992, *l'emprise* a été au coeur des débats.

Depuis Freud l'emprise avait dans la théorie un statut bâtard, ce qui l'avait fait mettre à l'écart, alors que dans leur pratique quotidienne, depuis que cette approche thérapeutique existe, les psychanalystes voient bien que le pouvoir et ses abus sont au centre du malaise humain. Pour rester freudiens la plupart avaient jusque-là omis de le reconnaître.

Ce temps semble enfin révolu grâce à certains dont Paul Denis. Ce dernier, lors du congrès, dit vouloir en finir avec ce passé d'une psychanalyse trop souvent clivée, clivée de ne pas reconnaître les effets de l'emprise dans l'histoire des patients, dans la répétition, dans le cadre analytique, entre patient et analyste. Par son apport il veut replacer l'emprise au coeur de la théorie, la situant même dans la substance de la pulsion.

Il dit aussi que le travail de la cure revient à faire lâcher les investissements en emprise, à désarmer cet accrochage tout-puissant qui rend malade.

Je me réjouis qu'en "haut lieu" soit enfin théorisé plus justement le ressort de la douleur morale et qu'une nouvelle disposition d'esprit chez les psychanalystes vienne la combattre.

III Troisième partie

POUR CONCLURE CET OUVRAGE

Les dimensions sociales et individuelles sont étroitement intriquées. Si nous voulons faire des progrès dans le sens de notre maturité, les avancées politiques et les connaissances psychologiques doivent aujourd'hui s'interpénétrer.

L'OUVERTURE AUX RELATIONS, AUX INTERACTIONS ET A LA COMPLEXITE COMME ANTIDOTE À LA TOUTE-PUISSANCE.

Au nom d'une conception matérialiste du progrès, notre liberté, celle de nos descendants et le sort de la planète sont maintenant en grand danger.

L'humain va-t-il comprendre que son pire ennemi est sa toute-puissance infantile ?

S'il ne parvient pas à contrôler suffisamment sa pulsion de domination qui le pousse en avant sans réflexion, il va se détruire avec son environnement.

Hiroshima, 60 000 morts le 6 août 1945, nous a fait soudain réaliser que notre surpuissance technologique était devenue monstrueuse. Les multiples génocides de ce XX ème siècle et tous les massacres plus anciens que les historiens ont nouvellement éclairés (croisades, conquête de l'Amérique du Sud, etc.) nous prouvent sans cesse la folie sanguinaire que notre omnipotence psychologique entraîne lorsque la haine de la vie et de notre semblable différent nous gouverne.

Que faut-il de plus dans l'horreur pour stimuler notre désir d'évoluer ?

Maîtriser les effets pervers de la techno-science, à qui aujourd'huinous déléguons en bonne part notre imaginaire toute-puissance peut se faire à condition que chaque individu (ou en tout cas la majorité), apprenne à reconnaître la violence au sein même de ses comportements. En d'autres termes, exiger la limitation des possibilités techniques pour préserver la vie et la sociabilité c'est exiger conjointement de soi dans les relations inter-individuelles un renoncement au pouvoir personnel qui nourrit nos illusions infantiles.

Quel que soit le champ, subjectif, inter-subjectif ou social, une même éthique peut nous servir de guide: le souci de sauvegarder un maximum de liberté par rapport aux pulsions qui trop souvent nous agissent sans tenir compte des limites que nécessite le respect de la Vie.

Aussi une même volonté éducative doit inciter à tout mettre en oeuvre pour que chacun puisse atteindre en son évolution ce point où il ait les moyens psychologiques de dévier le cours de son agressivité avant qu'elle ne devienne destructrice. L'agressivité est naturelle et spontanée; elle est d'abord vitalité et affirmation de soi. Mais pour que cette affirmation n'en vienne pas à écraser autrui il faut que la culpabilité et la reconnaissance entrent en jeu pour limiter l'omnipotence de l'individu. Et cela est affaire d'éducation au sens le plus fort du terme : celui de favoriser de façon continue les potentialités de l'individu à s'élever vers ses instances les plus matures.

Eduquer un enfant, c'est tout en respectant sa différence l'initier à contenir ses excès pulsionnels. Alors, l'enfant suffisamment respecté saura à son tour atteindre au respect ; il parviendra à limiter son agressivité car il aura atteint ce stade de son évolution où la reconnaissance et le sens de la justice permettent de contenir sa propre tendance à la domination.

Etre libre c'est pouvoir s'empêcher de nuire et de se nuire tout en laissant la voie ouverte à la création.

Pour chacun, sa vie d'individu peut être un "mini-labo" où observer quotidiennement les dynamismes vivants à l'œuvre en soi et autour de soi; l'observateur, lui-même objet de ses réflexions, doit y faire les analyses les plus sincères pour apprendre à se comporter en relation.

Par ses expériences l'homme peut voir qu'il est le champ d'interactions permanentes, deux logiques différentes se heurtant et se fécondant en lui à la recherche d'accords nouveaux.

Il apprend aussi qu'entre soi et l'autre le conflit est porteur d'évolution mutuelle si chacun garde à l'esprit ce souci : que les forces en présence s'équilibrent au mieux, l'équité étant recherchée à chaque fois au plus juste.

Ce savoir sur sa condition peut permettre à l'individu d'accéder à un nouveau pouvoir non plus tout-puissant mais qui le rende apte à gérer ses parties infantiles, à ne plus les cliver en continuant d'être agi par elles et à ne plus se trouver de ce fait contraint à l'immaturité.

La Démocratie

Sur le plan social, il est urgent que nous inventions une démocratie plus vivante et que tous les contre-pouvoirs possibles soient entraînés à faire butée aux excès des pouvoirs qui immobilisent la liberté et les initiatives : pouvoir technologique, pouvoir d'Etat, pouvoir des marchands qui spolient la planète pour servir leurs intérêts d'argent, etc...

Le suffrage universel aujourd'hui ne suffit plus à ce que le citoyen se sente suffisamment participant, par représentant interposé. Plus libre qu'avant dans le champ de sa vie privée, l'individu semble vouloir intervenir plus activement dans l'orientation de son destin collectif.

Nos délégués politiques nous prouvent régulièrement combien ils sont débordés par l'ampleur de leur tâche et que bien souvent les effets des multiples décisions qu'ils prennent les dépassent . Comment le leur reprocher ? Leurs limites sont humaines et tout autre à leur place ferait sans doute de même...

Certes, l'on peut dire que la concentration des pouvoirs entre les mains de quelques élus et d'une poignée d'énarques protégés des dures réalités quotidiennes est à revoir.., que les problèmes ne sont pas traités par ces privilégiés avec le réalisme et la gravité qui conviendraient... Mais aussi, on peut incriminer chaque citoyen dans sa tendance infantile à se faire porter par les événements, à en profiter dès qu'il peut puis à râler dès que le vent tourne contre ses intérêts particuliers.

Le civisme et l'équité sont d'abord à exiger de soi en famille et dans notre entourage immédiat. Celui qui dans le cercle de ses proches renonce à la démocratie va face à nos gouvernants réagir comme un enfant irascible, chargeant "ces grands" de toute la responsabilité et de tous les maux en idéalisant leur pouvoir.

"Les politiques" ont un pouvoir limité: c'est à chacun d'en tenir compte en cessant d'osciller d'illusion en rejet, de toute-puissance en déroute.

Du côté des représentants de la nation, c'est en abandonnant des champs de décision, en décentralisant les rapports d'influence qu'un travail au plus près des réalités pourra apporter des changements bénéfiques.

Du côté des citoyens, c'est en prenant le temps pour des délibérations collectives afin que se détermine "un vouloir ensemble", que peut se faire la mutation. Alors, au quotidien, de la friction des différentes opinions pourront se dégager des options politiques plus justes. Et chacun, ainsi impliqué, se sentira vraiment appartenir à une communauté au point de défendre ses valeurs et de la faire évoluer.

La démocratie a besoin de citoyens matures pour continuer d'exister et d'évoluer. Elle n'est pas un régime politique dont la force résiderait en son établissement ; elle est un élan orienté vers un projet humaniste en perpétuel devenir. Son existence dépend de l'exigence morale des citoyens démocrates, de leur désir permanent de Justice.

Dans le champ social, la démocratie s'apparente à la volonté de liberté qui, au niveau de l'individu, inspire la recherche du sujet en quête de soi. L'individu peut prendre pour guide son désir d'être le plus évolué possible, c'est-à-dire de s'émanciper autant que possible, en ses actes quotidiens de la tyrannie infantile toujours prompte à paralyser le meilleur de la vie. Le démocrate en l'individu cherche conjointement à modifier vers un mieux la réalité sociale qui le conditionne ; malgré ses limites d'homme et celles que lui impose le contexte socio-économique, il s'efforce d'avancer, de trouver les voies du progrès à travers les contraintes qui le cernent de près.

L'insatisfaction et l'imperfection accompagnent l'"action humaine". Au-delà du regret qu'elles entraînent en nous à l'aune de notre soif de solutions idéales, elles sont aussi (sur un autre plan psychologique) un aiguillon qui nous pousse en avant pour améliorer toujours plus notre condition.

Mais l'insatisfaction doit rester suffisamment raisonnable pour cesser d'attaquer et de défaire ce qui est, si elle ne sait pas reconstruire vers un mieux. L'insatisfaction infantile est un danger car elle ne sait pas s'arrêter en son rêve de perfection et de pouvoir absolu. Les organisations sociales totalitaires ont toutes été fondées sur cette illusion de perfection partagée collectivement et sur cette maîtrise qui pervertit le progrès, le mettant au service de la puissance et non de l'être.

La démocratie n'est pas un état. Nous devons accepter qu'elle ne soit qu'un mouvement en marche vers des valeurs de justice sans cesse à reconquérir, c'est-à-dire à arracher aux pouvoirs arbitraires et sclérosants toujours renaissants.

Aussi, il est naïf de croire parvenir un jour à "tordre définitivement le cou" à l'abus de pouvoir. Le "bon" système garanti par des gens intègres forts de leurs bonnes intentions évoluées est une chimère. On ne se débarrasse pas du mal. Le pouvoir corrompt systématiquement qui le détient et s'y installe. Il est une protection qui se referme sur l'individu qui "l'a" car il l'isole des interactions et de l'incertitude susceptibles d'ouvrir de nouvelles réflexions, de réactiver la vie en son ardeur créative. Ce que l'on peut faire de mieux avec le pouvoir lorsque l'on est amené à l'exercer est de s'en méfier constamment, de le guetter pour soi-même le déstabiliser (et se déstabiliser conjointement) dès qu'il commence à aliéner les échanges.

Tel est face à l'Etat le devoir moral du citoyen. Tel est en famille l'obligation de l'homme et de la femme amants et parents. Tel est au gouvernement le devoir de l'élu s'il veut être vraiment responsable.

A côté de ces propos sur la démocratie malade du pouvoir et

de l'illusion qui l'entretient, je voudrais examiner comment, malgré tous nos fourvoiements d'humains souvent maladroits et peu enclins à assumer leur condition, comment la démocratie parvient pourtant à se guérir et à renaître de ses échecs sans perdre le sens de son projet.

Pour cela, il va nous falloir apprécier certains de ses ressorts cachés qui font butée à la régression en barrant le passage à la barbarie.

Les systèmes politiques conçus par les hommes ont eux aussi leurs niveaux inconscients, opérant souvent à l'insu de leurs instigateurs et orientant leur action. Mais que l'on soit conscient ou non des effets profonds produits par les lois régentant les groupes humains, les meilleures sont celles qui infléchissent nos comportements en un sens évolué; elles permettent alors de juguler l'archaïque qui risquerait de déchirer les liens sociaux.

Aussi, modifier ces lois ne saurait être au pouvoir de chacun ; un parlement est élu pour cela. A l'individu seul, il revient de se soumettre aux lois ou de se marginaliser en les transgressant. S'il ne veut pas tourner le dos à son époque et rompre avec ses semblables, tout en gardant son libre-arbitre face à ce qui l'oblige, il lui reste une autre voie : prendre conscience de la façon dont ces lois agissent en lui, ce qu'elles réactivent et jugulent tout à la fois..., ou encore, reconnaître derrière leurs effets leur bien-fondé..., comprendre leur nécessité. A ces conditions l'individu peut participer en homme responsable au jeu politique et respecter les lois qu'il estime propres à préserver et enrichir sa culture.

Comme je l'ai déjà dit, les forces conservatrices et les forces du changement sont inhérentes au vivant. En leur conflictualité dynamisante elles affectent encore plus spécialement l'humain qui est aux avant-postes de l'évolution et qui comme tous les pionniers a encore beaucoup de travail à faire pour apprivoiser sa nouvelle condition. Il lui faut "défricher un champ psychologique inconnu et parvenir à le cultiver".

Chez l'homme, plus que pour toute autre créature, sont accentués les duels entre ses tendances a-pulsionnelles et pulsionnelles.

Ces conflits existentiels qui nous conditionnent d'abord psycho-physiologiquement se répercutent dans toutes nos activités et nos créations tant individuelles que collectives. Lorsque l'individu les contient en leur trouvant une issue heureuse, la force qui en ressort le pousse en avant. Socialement, c'est ainsi que nous avançons aussi.

Sur le plan politique, en France, les instances conflictuelles sont représentées par les camps de Gauche et de Droite. Chaque citoyen, selon son histoire et ses dispositions personnelles, se situe d'un côté ou de l'autre sur cet échiquier.

Une des constantes dégagée par les ethnologues et les historiens à travers les siècles et le monde est l'organisation dualiste de nombreuses sociétés; comme si une disposition humaine consubstantielle à sa "nature", se retrouvait derrière cette distribution des êtres et des choses en couples d'opposés devant se rencontrer dans le conflit.

Notre système politique démocratique est-il de même structure? Participe-t-il du même schéma dualiste?

Dans la mythologie aussi revient très fréquemment le thème du couple rival (souvent des frères) qui entre en compétition jusqu'au combat; s'ils survivent, ils se partagent ensuite le pouvoir, les partenaires du duel devenant alors chefs de deux groupes opposés et complémentaires qui entretiennent des rapports tant agressifs que solidaires.

Carlo Ginzburg, dans un ouvrage historique récent, dit que la physionomie dichotomique d'une société impose à ses membres un rapport complémentaire qui oblige à *l'échange*. Il en conclut que "la capacité d'exprimer les rapports biologiques (psychologiques et sociologiques aussi, c'est moi qui l'ajoute) sous la forme de systèmes d'oppositions est la caractéristique de ce que nous appelons "culture". Une telle affirmation signifierait, entre autres, que la culture existe tant que les liens sociaux ne sont pas détruits. La fonction principale du système dualiste serait de réguler l'opposition conflictuelle avant qu'elle ne dégénère en guerre meurtrière ou que la société ne se déchire.

Dans cette optique, j'ose avancer que le couple humain est le tout premier système dualiste. Ici ce sont deux individus différents y compris de sexe qui doivent se confronter et s'allier à la recherche d'entente et d'équité. Si entre les partenaires le rapport des forces est trop inégal et que l'un exerce un pouvoir sans partage, l'échange et la mutualité sont empêchés, signant le divorce du couple et sa stérilité. Où que ce soit, la vie s'avère être un flux sauvegardé dans l'échange et détruit dès qu'il est immobilisé à des fins d'emprise et de possession. Comme je l'ai déjà dit, pour qu'un couple vive, il importe que les deux protagonistes défendent leur place tout en limitant leur pouvoir personnel afin qu'il ne soit jamais totalitaire, écrasant l'altérité, empêchant le respect de l'autre, différent. Lorsque le conflit est fécondant la vie passe au centre du duel,forte de l'échange sauvegardé. Et cette entente créee à deux, de n'appartenir à personne, apaise nos terreurs existentielles de manque, de perte et d'abandon.

En d'autres termes, face à la mort nous avons su créer un bien immortel: la relation.

Au niveau social, la culture est une création de même type, issue de l'échange par-delà la destruction.

Il est curieux de constater que le système politique dualiste, tel qu'il fonctionne dans notre société, a amené les trois derniers présidents en date et leurs ministres à gouverner plutôt au centre quand bien même ils se réclamaient de la Gauche ou de la Droite... cela signifierait entre autres que l'alternance est garante de la démocratie du fait qu'elle oblige les deux camps ennemis à s'incliner devant le suffrage universel et de cette façon à se reconnaître et se respecter. En ce sens, une des fonctions du conflit gauche droite, au-delà des enjeux explicites, serait de désamorcer les extrémismes, de réguler la violence en maintenant l'échange entre les partis "ennemis". Les grandes échéances politiques et les luttes qu'elles organisent viendraient conjurer la guerre civile en canalisant le conflit de façon que les haines rivalitaires se déchargent sans perte humaine. Lors des joutes électorales ou parlementaires, les combats demeurent langagiers et quel que soient les vainqueurs, les vaincus s'inclinent sans trop de rancoeur, en attendant d'être à leur tour gagnants.

Le citoyen, en votant, participe au même jeu : il est obligé de prendre une position partisane en se prononçant pour un camp: celui de droite ou celui de gauche.

Lors d'un référendum, il lui faut trancher : "oui ou non". La règle du jeu rend impossible une position entre deux, conciliante et modérée.

Pris dans la bagarre politique, obligé au duel, il est entraîné à sortir son agressivité jusqu'à parfois épancher ses affects les plus primaires, verbalement toujours.

Au niveau évolué de sa personne, le citoyen n'est pas dupe des passions que les élections peuvent déchaîner en lui, mais il joue le jeu sachant intuitivement qu'il le faut. Lors du dernier référendum en date, celui de Maastrich chaque Français a eu à vivre intimement un conflit douloureux entre le oui et le non (sauf les réactionnaires, qu'une position d'emblée radicale conforte dans leur toute-puissance imaginaire).

Pour tous les autres, pendant des semaines, quel remue-ménage intérieur !

Dans nos têtes, quel tumulte d'arguments à considérer et à peser selon leur valeur et leur pertinence !... Pour finir par trancher : "oui ou non" en se prononçant ainsi sur l'essentiel, essentiel différent pour chacun, aujourd'hui, dans cette société...

Après ces conflits internes et parfois externes où les tensions se sont exacerbées et déchargées, chacun est allé voter, sachant que sa voix n'est qu'une parmi une multitude, que son choix est relatif à sa position au monde, à ses conditions d'existence..., et que les autres existent, différents, votant compte tenu de cette différence.

La démocratie qui utilise ainsi le duel et l'opposition tient un des ressorts de la tolérance et de l'humilité. Etre obligé au conflit politique permet à chacun d'affirmer sa place et d'estimer aussi combien elle est limitée.

Voter nul, blanc, s'abstenir ou voter en regrettant son vote sont autant de façons de refuser le jeu, voire de se croire au-dessus de la mêlée..., comme si on était meilleur que les hommes politiques.., comme si on pouvait être émancipé une bonne fois pour toutes de nos propres instances primaires, rivalitaires, totalitaires.., comme si on pouvait se tenir d'emblée hors du conflit, du côté de la raison et de la justice.

Aujourd'hui, être citoyen, peut-être est-ce en premier lieu accepter de participer à cette guerre symbolique que la démocratie a su instituer afin de sauvegarder d'une discorde meurtrière la communauté des hommes.

“Les politiques” sont également forcés de s’engager dans un parti de gauche ou de droite. Leur liberté d’individu s’en trouve grandement contrainte. Et pourtant s’ils veulent entrer dans le monde des gouvernants, ils n’ont pas le choix. Tout en se pliant, ils peuvent pourtant rester critiques à l’égard des limites que ces règles dualistes leur imposent. C’est même là leur devoir d’homme responsable, d’homme libre qui ne veut pas se confondre avec ses instances primaires ou celle du système, bien qu’il faille les mettre en scène pour les désamorcer. Par rapport à ce qui le contraint, l’homme en ses parties évoluées ne renonce jamais à affronter ce qui le soumet afin de faire avancer la liberté et de sauvegarder la justice. Il sait que cette dernière est notre bien culturel le plus précieux et qu’elle n’appartient à aucun camp.

L’instance symbolique tierce, “le juste” qui ramène le duel vers des sphères plus évoluées, peut être incarnée par la personne du président. Mais elle l’est aussi, à notre époque médiatique par “Le Peuple de France”. Souvent les commentateurs politiques invoquent “l’Opinion des Français”. leur désir, ou leur volonté..., entité mythique sur laquelle ils projettent toutes sortes d’intentions sages. Dans leurs discours “les Français” sont toujours évolués, garants des valeurs de progrès et de justice; ils savent spontanément estimer les duels politiques avec lucidité et la réserve qui convient. Par identification collective, le Français moyen (même le plus “couillon”) se trouve ainsi tiré vers le haut, qu’il le veuille ou non. Lorsqu’il se regarde dans le miroir que lui tendent ainsi les commentateurs ou les hommes politiques, il rencontre “un être responsable fort de sa maturité”.

Refuser de participer aux jeux politiques et aux luttes partisanes qu’ils organisent en se croyant plus évolués que le commun des mortels est de l’arrogance, de la toute-puissance maquillée en sagesse. C’est là la meilleure façon de faire régner l’archaïque, car à ne pas le rejouer sans cesse pour lui faire décharger sa puissance destructrice, on le laisse, dans l’ombre tapi, reprendre des forces.

Nos “bonnes intentions” peuvent nous hisser d’emblée à des attitudes évoluées ; mais au niveau des actes où s’actualisent les différends quotidiens, une position mature n’est jamais acquise.

Les tensions doivent être endurées avec les mêmes craintes, les mêmes risques d'échec, la même volonté de les contenir pour retrouver équilibre et équité. Malheureusement pour notre désir de tranquillité, les plus belles idées ne nous donnent pas un "ticket" nous garantissant le siège du juste et nous préservant des épreuves qui nous humanisent.

La volonté de justice et de solidarité n'arrive jamais au but recherché si le conflit des différences est éludé ; car seul ce conflit accompagné de lucidité sur notre condition est à même de réguler les excès de nos tendances archaïques et de nous mener au respect. Il est donc fallacieux de se croire d'emblée raisonnable sans faire cette expérience qui permet d'évoluer vraiment: vivre le conflit et parvenir à le dépasser pour s'accorder sur l'essentiel, un essentiel qui transcende les intérêts individuels.

La vraie sagesse ne peut être qu'une fois la haine vidée de son pouvoir. Le combat entre nos instances primaires et secondaires étant toujours d'actualité, autant donc le rejouer symboliquement pour apprendre à en orienter l'issue et que la vie en sorte gagnante.

Mais direz-vous, beaucoup d'énergie se perd en ces combats et les progrès se font tellement au ralenti... c'est exact : mais l'on ne peut guère prétendre à mieux dans l'immédiat de notre maturation collective. Comme le dit Vaclav Havel, "il faut laisser le temps au temps". Les changements ne peuvent venir vraiment que tout doucement. Les mentalités ne peuvent évoluer que si une aisance matérielle suffisante réconforte les corps, libère l'esprit des urgences quotidiennes et laisse les pensées trouver leur envergure réflexive.

En ce siècle, nous laissons encore la part trop belle à toutes les violences et les perversions qui détruisent la confiance existentielle, cette confiance liée à la solidarité humaine dont l'homme a tant besoin pour donner le meilleur de lui-même. L'éternel combat et le seul qui vaille la peine d'être mené est celui contre notre toute-puissance destructrice. Tant qu'une prise de conscience collective sur ce point ne nous oriente pas éthiquement en nos actes quotidiens, il nous faut accepter d'user nos forces à user l'archaïque qui trop souvent nous mène. Avant cette révolution des mentalités, l'important dans l'immédiat est d'empêcher le plus de guerres possible et leur traîne de crimes, car elles laissent de telle blessures que la confiance en demeure souvent anéantie pour des décennies.

Eviter la guerre, telle est la condition première pour maintenir ouverte la voie de l'évolution. Bien que notre société ait beaucoup à faire pour approcher les valeurs de la République, la démocratie timide qui s'y maintient vaille que vaille s'avère être pourtant le meilleur régime trouvé à ce jour par les humains pour faire communauté. Certes, si les élus n'avaient pas été aussi "pollués" par l'avidité de l'époque tournée vers la possession au mépris de l'humain, les forces collectives qui portent l'homme vers sa liberté auraient eu davantage de vigueur... Dans le futur, si nous sommes moins assujettis aux valeurs infantiles, peut-être saurons-nous trouver plus rapidement le chemin du progrès. Mais gardons-nous pourtant d'avancer à pas de géant dans un système où aucun duel ne nous freinerait : car ce régime serait totalitaire.

Pour que les combats nécessaires ne soient pas trop cruels et que la violence extrémiste ne soit pas possible, il importe que les citoyens se réfèrent à des règles de justice élémentaire propres à maintenir suffisamment d'équité. Repris par chacun, le souci démocratique devrait impliquer le refus absolu de la terreur qu'un homme peut faire vivre à un autre homme, un peuple à un autre peuple. La violence destructrice ne peut pas être empêchée parfois, quand la nature se déchaîne. Mais du côté des relations humaines, il faut qu'elle soit bannie car elle tue toute confiance existentielle, cette confiance qui permet d'aimer suffisamment la vie au point de la préserver et de la transmettre heureusement. Aussi, dans les rapports de force quotidiens, un "fort" ne saurait lutter contre un "faible". Au contraire, sans complaisance infantilisante, celui que la vie a le plus protégé s'efforcerait de soutenir le démuni jusqu'à ce qu'il retrouve ses assises et devienne un partenaire apte au conflit. Le "fort" laisserait à son agressivité libre cours seulement face à ceux qui ont du répondant et qui sont face à lui à armes égales. Ainsi, l'agressivité n'aurait pas l'occasion de dégénérer, le vis-à-vis aussi fort que soi obligeant à trouver les voies du respect.

Si les gens étaient éduqués à ces règles du jeu démocratique, notre vie politique et sociale pourrait être aussi attrayante qu'une production artistique, inspirant un puissant désir de vivre. Ou bien encore, notre quotidien pourrait être vécu comme un sport auquel chacun s'adonnerait dans la volonté de créer le jeu le plus subtil, voire le plus beau.

Pour continuer sur cette métaphore insolite, un match de football par exemple, en nos parties archaïques, peut mimer une partie de chasse, le ballon étant la proie que les deux équipes se disputent. Jadis, à une époque préhistorique, le gibier capturé était essentiel à la survie d'un clan. Il fallait rivaliser d'habileté, de force et de stratégie pour s'en emparer.

Un fort enjeu imaginaire primaire reste sans doute présent à l'esprit du joueur, motivant son engagement et l'invitant à mettre toute son énergie dans la partie (aujourd'hui le "gibier argent" est aussi d'un grand attrait). Un arbitre veille pour que l'agressivité reste limitée, respectant les règles et si elle dégénère en violence, elle est immédiatement pénalisée.

Lorsque ce sport est joué par deux équipes à peu près de force égale qui oublient la stratégie besogneuse au profit du jeu, et par des individus qui se livrent avec ardeur, quelque chose de sublime peut se passer (dans d'autres sports aussi,bien sûr). Les interactions qu'elles soient complices ou rivales semblent s'articuler magiquement, déployant un jeu d'une intensité rare, pour le plus grand plaisir de tous.

Une telle partie est alors "belle" au sens où elle n'est plus simplement de l'ordre de la maîtrise technique, mais aussi de l'inspiration relationnelle. Les deux équipes rivales dont le jeu s'interpénètre avec force rebondissements sécrètent un dynamisme vivant qui transporte tous les participants telles les plus grandes pièces de théâtre.

A l'instar des jeux sportifs, la vie sociale pourrait être inspirée par la quête d'une satisfaction unique, celle qu'il nous est donné de goûter lorsque l'on s'engage et participe à la vie en respectant ses lois. Si nous galvaudons trop souvent ce plaisir c'est qu'il est à une condition : que nous contenions notre dépression existentielle d'êtres mortels. Beaucoup préfèrent la fuir pour se réfugier dans des illusions de toute-puissance. Chaque jour nous devons renoncer à nos chimères pour retrouver notre réalité et le plaisir si fragile qui peut l'accompagner, plaisir de rencontrer l'autre solidaire et ami. Conjointement, nous devons lutter contre les pouvoirs aliénants, les calculs sclérosants, tout ce qui fige les dynamismes vivants au profit de l'emprise omnipotente.

A ces conditions nous pourrons peut-être un jour devenir les artistes de la vie.

De la religion à la science la fin des croyances aliénantes montre le chemin à l'homme responsable

Au fil des siècles, tous les abus de pouvoir commis au nom de Dieu ont discrédité les religions. Le christianisme, censé inspirer une liberté propre à briser tout joug de servitude, a aliéné l'individu pour servir sa seule puissance. Plus récemment, la croyance dans la science porteuse de progrès nous a entretenus dans l'idée que l'homme allait évoluer par ce biais; le progrès le libérant de bien des contraintes et des superstitions qui jusque-là limitaient son action, l'individu allait enfin trouver toute son envergure...

Certes, notre champ de maîtrise technique s'est considérablement élargi mais, comme par magie diabolique, les avancées scientifiques se sont doublées de régressions, tout comme du côté de la religion.

Nous voilà de nouveau soumis, et cette fois ce sont des objets hyper-performants qui nous réduisent à l'état de consommateurs gavés de gadgets. Aussi, la mégamachine qui nous "gouverne" au service des biens marchands désintègre les liens de solidarité garants de notre humanité vivante et l'individu, perdant le sens social de ses actes, se déstructure toujours plus.

Notre folie de toute-puissance entraîne cette déraison technologique, laquelle nous mène au bord du gouffre. Seules nos parties évoluées peuvent ramener à la réalité nos parties infantiles avant que par l'attirance du vide vertigineux elles soient appelées à "s'éclater" dans la toute-puissance.

"L'homme responsable" est notre avenir terrestre. Mais la responsabilité ne participe pas d'une volonté consciente qu'il s'agirait "d'avoir" pour se comporter avec maturité. Elle dépend d'une attitude critique que l'on soutient en permanence vis-à-vis de soi et d'autrui afin de contenir au mieux nos tendances narcissiques, destructrices envers tout ce qui dérange nos sécurités.

Aussi, "l'homme responsable" doit tenir le plus grand compte des excès de son pouvoir de faire sur son pouvoir d'évaluer les conséquences de ses actes. Il peut juger la valeur d'un progrès si trois conditions se trouvent remplies :

- Satisfaction accrue de l'aide matérielle qui allège le poids du travail humain.
- Satisfaction des besoins sociaux qui préservent la relation aux autres dans la concertation, le respect et l'équité.
- Satisfaction des besoins individuels grâce auxquels la liberté et la créativité personnelle peuvent trouver leur dimension évoluée, transcendant un strict égocentrisme.

Respectés conjointement, ces trois intérêts différents, participant de trois logiques distinctes, limitent mutuellement leurs excès totalitaires qui ne manqueraient pas d'être si chacun s'imposait isolément. Ainsi, le droit à la différence n'exclut pas la volonté d'appartenance à une communauté et le projet culturel concerté ne saurait être réduit à la rentabilité économique. etc.

Par rapport aux systèmes désincarnés, seul l'homme de chair peut dénoncer les abus de pouvoir qu'il subit. Fort de sa vulnérabilité il est à même de dire :"j'ai peur, je souffre, je suis malade".. et poser ainsi une butée à la toute-puissance des machines, des trusts, des Etats qui attentent à la fragilité de la vie.

Tout cela serait facile si l'homme n'abritait pas son pire ennemi : son infantile toute-puissance. La raison et la lucidité ne lui feraient pas défaut si sa conscience n'était pas troublée par sa propre pulsion de domination qui ne fait aucun cas de la fragilité et la ridiculise même pour régner dans l'imaginaire.

Mais l'homme n'est pas qu'un égaré de la pensée ; sa complexité lui donne bien des ressorts susceptibles de lui faire rétablir son équilibre. Aujourd'hui, la meilleure part de sa réflexion, celle qui reste accordée à sa sensibilité, celle qui ne s'est pas clivée en intellect froid et calculateur, guide son action de chercheur de vérités.

Les connaissances scientifiques ont progressé du côté du respect de la vie en ses dynamismes conflicuels.

La science contemporaine est beaucoup plus sage que ses applications technologiques ne le laissent voir. Elle n'est plus seulement celle des savoirs exacts; elle a accueilli la complexité, tout un champ d'incertitudes faisant maintenant partie de ses explorations et motivant ses nouveaux concepts.

Pourquoi ce bouleversement révolutionnaire, qui détrône l'idéologie scientiste des siècles passés, reste-t-il cantonné au monde des chercheurs et n'atteint-il pas "l'esprit" régnant dans la société ?

Pourquoi n'écoutons-nous pas la science qui nous dit que le substrat du monde n'est pas simplement constitué d'objets mais aussi de champs relationnels en perpétuels mouvements... que l'univers n'est pas que matière maîtrisable mais énergie en mutation qualitative produisant de l'imprévisible..., cette science qui nous révèle que la détermination des mouvements de particules matérielles nous échappe, qu'elle ne relève plus de la mécanique newtonienne mais d'un calcul de probabilité..., celle qui nous informe que les lois valables dans un ordre sont fausses dans un autre..., celle qui nous dit que tous les systèmes vivants sur notre planète sont mal clos, et que prétendre à une maîtrise idéale est illusoire puisque tout fonctionnement s'accompagne de pertes et de nouvelles acquisitions jusque-là inconnues?...

La science d''aujourd'hui rejoint enfin les grandes questions de la philosophie qu'elle tenait jusque-là en mépris. Si nous ne l'écoutons pas alors qu'elle est redevenue respectueuse du vivant c'est sans doute que sa nouvelle humilité nous insupporte en nos parties infantiles omnipotentes. Notre "volonté"d'immaturité ne nous fait considérer qu'une part clivée de la science: la technologie glacée car à travers elle nous pouvons perpétuer nos illusions de maîtrise absolue. Notre besoin de certitude rejette la science de l'incertitude. Nos parties infantiles refusent le doute, l'instabilité, l'inconnu, l'imprévisible et les pertes. Notre avidité primaire exige la quantité que produisent les machines et non la qualité, etc..

La science des relations qui reconnaît que tout rétroagit sur tout est un camouflet insupportable porté à notre toute-puissance.

Nos exigences totalitaires qui prétendent à un état idéal détestent les interdépendances porteuses de complexité. Elles veulent bien de la dépendance, en certains cas, tant que c'est autrui ou l'environnement qui adhère à leur loi, renonçant à leur altérité. Mais lorsque la séparation est à assumer, ces mêmes instances omnipotentes se croient dans une autonomie parfaite, dégagées de toute influence, échappant aux relations et aux frictions des différences. En d'autres termes elles compartimentent pour qu'il n'y ait pas d'interpénétration entre logiques différentes, affects différents, etc., et que le pouvoir tout-puissant ne rencontre aucune limite.

L'homme évolué intégrant sa conflictualité ne peut être dans la duplicité d'où l'idéalité sort épargnée, ni dans quelque croyance servant de refuge à son omnipotence. Pour ne pas se vivre déchiré, écartelé, il ne lui reste qu'à contenir *le conflit en son être.*

Il se sait animé de paradoxes, en équilibre précaire entre deux économies primaire et secondaire, entre deux conditions , séparé et lié tout à la fois à son congénère. Il reconnaît qu'il a besoin de son prochain puisqu'il ne peut plus s'appuyer sur l'illusion de sa force autonome émancipée de tout échange d'énergie donneur de vie; il ne lui reste que le secours de la confiance et le soutien de la solidarité. Méfiant quant à lui car se sachant prompt à l'abus de pouvoir, il compte aussi sur autrui pour faire opposition à sa toute-puissance dans un souci d'équité. Seul son vis-à-vis touché par les effets de son action peut lui renvoyer la réalité sensible de ce qu'il fait vivre et le conforter dans le bien ou lui reprocher le mal afin qu'il puisse réviser ses positions, analyser ses intentions.

Responsable, l'homme ne peut plus prendre et détruire égoïstement sans assumer les conséquences de ses agissements. Son besoin d'aller de l'avant lui fait consommer une énergie qu'il prend à l'extérieur, capte, transforme, mais qu'il ne sait pas créer. Il lui faut donc compenser les pertes qu'il fait subir à la nature. La sagesse écologique l'invite à redonner autant qu'il prend, à réparer autant qu'il détruit et à s'auto-limiter en ses appétits. Il lui faut renoncer à toute exploitation abusive qui entraîne un maximum de gâchis, l'absence d'équilibre au niveau de l'échange énergétique produisant des monceaux de déchets polluant notre planète jusqu'à l'agonie.

L'homme qui se veut responsable mais se sent trop dominé par des contradictions qu'il ne contient pas et / ou pris dans une confusion qu'il ne sait plus dénouer va devoir revenir à la source de sa liberté aliénée par des rapports de pouvoir passés et actuels. La thérapie sera peut-être la solution qu'il va trouver pour ranimer les relations structurantes en lui et autour de lui, tout en parvenant à déjouer les perversions ; elle lui permettra de rétablir cette confiance existentielle qui donne le désir d'être.

Renoncer au refuge de la toute-puissance c'est endurer des blessures narcissiques, des douleurs de séparation et entretenir en soi le travail du doute qui maintient notre esprit ouvert. Se fragiliser ainsi semble insensé pour qui a essentiellement besoin de se murer en ses défenses et ses certitudes (lesquelles rejettent l'inconnu et se referment sur la vie comme autant de matrices closes) L'homme rendu malade par l'abus de pouvoir ne sait pas qu'en limitant sa toute-puissance il peut entrer dans l'aire des relations, lieu d'infinies rencontres et d'enrichissement par la différence. Il ne sait pas que l'homme fragile et mortel, fort de sa maturité, est capable d'une sensibilité propre à offrir le seul véritable appui que les individus peuvent espérer pour trouver le réconfort de la compréhension. Il ne sait pas que la reconnaissance est telle une renaissance, que la différence respectée introduit notre esprit à la diversité chatoyante, à la multiplicité des formes et des mouvements de vie, laquelle nous apparaît alors comme un flux éternel.

Aussi, si la religion était émancipée des institutions et des pouvoirs qui en ont fait une entreprise d'infantilisation, chacun pourrait puiser dans notre héritage culturel, en appréciant les textes fondateurs, pour l'éveil qu'ils peuvent nous apporter. A l'instar des grands mythes, la Bible, le Coran, le Mahàbhàrata... etc., nous parlent métaphoriquement de notre condition si nous savons les rencontrer poétiquement. Ils peuvent nous révéler à notre vérité humaine profonde si c'est la liberté qui nous guide et non le besoin de soumission. Par exemple, lorsque le Christ dit :"heureux les petits enfants car le domaine des cieux leur appartient", on peut entendre non pas que l'homme doit prétendre à l'innocence et à l'éternité après la vie. Le sens élevant de cette phrase pourrait être : "heureux celui qui accepte de se vivre petit, limité en son pouvoir, humble en ses victoires quotidiennes faites de petits riens car il se laisse ainsi suffisamment aller aux lois de la vie jusqu'à voguer sur ses vagues infinies."

L'homme qui habite son corps, goûtant sa liberté à force de sensibilité, celui qui accepte d'être le lieu où les différences en conflit réactivent le courant de la vie, prend tellement part à l'existence qu'au terme de son périple, fatigué, il accepte peut-être plus volontiers de n'être qu'un passant, et de transmettre la flamme au suivant lorsque ses forces sont épuisées.

Celui dont l'existence n'a pas été dérobée dès l'enfance ne détruit pas par vengeance. Il laisse en héritage la confiance et le plaisir d'être à ceux qui en sont au début de l'épreuve, pour qu'ils éprouvent à leur tour la vie.

"Dans une société qui compte suffisamment d'individus autonomes et matures pour maintenir la démocratie (une société où la liberté peut s'exercer), il y a inévitablement des pressions et des tensions. Faire l'expérience de la liberté, c'est fatigant; les gens libres cherchent alors par moments à se reposer des responsabilités... La liberté soumet toute la personnalité de l'individu à une tension. Ceci est dû au fait que l'individu ne trouvant pas dans la vie publique de débouché valable pour les idées de persécution ou les sentiments de colère et d'agressivité, il doit prendre la responsabilité de les maintenir en lui. Dans une dictature, ces sentiments peuvent se rapporter au dictateur et pendant la guerre, ils peuvent se rapporter à l'ennemi." D, Winnicott (M-Davis) p.140 141 (PUF 1992).

Table des matières

L'Harmattan

Psychologie — Psychanalyse — Santé, Société et Culture

ANTHROPOLOGIE D'UNE MALADIE ORDINAIRE. Étude de la diarrhée de l'enfant en Algérie, Thaïlande, Chine et Égypte
Dominique DESJEUX, Isabelle FAVRE, Joëlle SIMONGIOVANI
La diarrhée de l'enfant est considérée depuis une vingtaine d'années comme l'une des principales causes de mortalité infantile dans le Tiers-Monde et pourtant elle n'est souvent pas perçue comme une maladie. Une équipe de chercheurs en sciences humaines s'est attachée à comprendre les raisons cachées de l'écart entre l'efficacité d'un traitement contre une maladie et son adoption limitée autant par les familles que par les médecins.
(Coll. Nutrition et Santé, 256 p., 140 F) ISBN : 2-7384-1979-8

LE CERVEAU : LA MACHINE-PENSÉE
Denys de BECHILLON (éd.). E. MORIN, R. DADOUN, J.-D. VINCENT, E. PACHERIE, D. LECOURT, J.- F. LAIREZ, J. PITRAN, B. AMORIEU
Penser le cerveau qui nous pense; penser aussi le Sujet pensant. Le développement des neuro-sciences nous, astreint chaque jour un peu plus à la discipline d'un regard proprement réflexif, et nous impose la prudence. Fausses portes, réductionnismes, connaissances souveraines, toutes les facilités nous sont offertes pour
tendre vers l'échec si rassurant d'une conception partielle et impériale de l'être humain. En explorant diverses approches du cerveau et de la pensée, philosophes, psychanalystes, neuro-biologistes et spécialistes de l'intelligence artificielle tentent d'ouvrir les portes d'un dialogue véritable.
(142 p., 80F) ISBN: 2-7384-1818-X

LE CORPS DISPERSÉ. Une histoire du corps au XXème siècle
Bernard ANDRIEU
L'histoire de nos attitudes corporelles est le résultat d'une lutte d'influence entre les trois grands courants de pensée du XXème siècle: la psychanalyse, la phénoménologie, les sciences cognitives. Chaque courant aura constitué son analyse du corps humain autour d'un seul modèle: l'image du corps pour la psychanalyse, le corps vécu pour la phénoménologie, le cerveau/ordinateur pour les sciences cognitives. Ce livre propose des itinéraires dans ce corps dispersé par le développement des sciences humaines.
(Coll. Santé, Sociétés et Cultures, 220F, 450 p) ISBN: 2-7384-2220-9

LE CORPS DANS LA PSYCHÉ. La psychothérapie de relaxation
Sous la direction de Marie-Lise ROUX et de Monique DECHAUD-FERBUS
Ce livre parle du lien étroit entre corps et psychisme. Certaines personnes présentent une défaillance de ce lien entre le somatique et le psychique. La psychothérapie de relaxation s'adresse plus particulièrement à ces personnes. On trouvera ici un écho des investigations

actuelles des psychanalystes et psychothérapeutes à partir de leur clinique.
(Coll. Santé, Sociétés et Cultures. 183 p., 110 F) ISBN : 2-7384-2093-1

LE CORPS EN SOUFFRANCE. Une anthropologie de la santé en Corse
Marie-Françoise POIZAT-COSTA. Préface de François LAPLANTINE
La consommation médicale en Corse est une des premières de France, sinon du monde. A travers elle, l'auteur se pose la question du corps méditerranéen. Pour comprendre cette surconsommation, il est nécessaire de faire une anthropologie du corps. Celle-ci, à travers une anthropologie de la maladie, nous conduit à une anthropologie culturelle et politique.
(Coll. Santé, Sociétés et Cultures, 127 p., 85 F) ISBN : 2-7384-1976-3

LA CRÉATION DU MONDE PAR LE TOUT-PETIT
Maurice RINGLER
Lorsqu'il vient au monde, le nourrisson ne sait rien encore des personnes qui l'entourent. Il lui faudra créer de toutes pièces son corps, les Autres et les divers objets qui l'environnent, afin de pouvoir réellement naître à lui-même. C'est l'aventure de la conscience et la naissance progressive du désir de liberté que raconte ce livre. Il essaie de faire sentir le déploiement de cette activité la plus fondamentale de la vie, celle de créer et d'inventer des formes et des perspectives toujours renouvelées.
(Coll. Psychologiques, 175 p., 90 F) ISBN : 2-7384-1643-8

LES ÉTATS-LIMITES
Collectif. Préface de Jean BERGERET
Fragiles, en danger, guettés par la dépression ou l'explosion pulsionnelle, les sujets classés "états-limites" ont acquis au fil des années une "authentique notoriété". Ils ont bousculé les idées reçues, joué des coudes et construit définitivement leur place.
Ces sujets classés états-limites posent de façon inéluctable une question fondamentale : quelles capacités de changement et de transformation existe-t-il chez eux ?
(Éditions Findakly, diffusion L'Harmattan, 395 p., 180 F)
ISBN : 2-86805-016-6

LES FANTÔMES DE L'ÂME. À propos des héritages psychiques
Claude NACHIN
Entre les théories qui affirment sans preuve l'hérédité des troubles mentaux et celles qui mettent l'accent exclusivement sur le rôle de l'éducation, cet essai sur les «Fantômes de l'âme» montre l'importance de l'héritage psychique précoce des effets des deuils et des traumatismes non surmontés des ascendants sur leur descendance à travers plusieurs générations. Il évoque également la place des revenants et des fantômes dans l'histoire des pays occidentaux. Il tente enfin de préciser la métapsychologie du travail du fantôme dans l'inconscient et d'aborder les particularités de la cure psychanalytique de ces patients.
(Coll. Psychanalyse et Civilisations. 212 p., 120F) ISBN: 2-7384-15784

FERENCZI ET L'ÉCOLE HONGROISE DE PSYCHANALYSE
Éva BRABANT-GERÖ
L'école hongroise, issue des interrogations et des recherches de Ferenczi, a fortement marqué la pensée psychanalytique contemporaine. Les préoccupations majeures des analystes hongrois des années 30 – le rapport entre le corps et la culture, entre la mère et

l'enfant… – demeurent au centre de notre intérêt en cette fin de siècle. L'ouvrage d'Éva Brabant-Gerö relate à la fois l'histoire du groupe, la trajectoire individuelle de ses participants et l'évolution de leur pensée, évoquant la Hongrie du début du siècle jusqu'à 1948. Son enquête apporte des éléments nouveaux sur l'histoire de la psychanalyse tout en enrichissant des idées.
(Coll. Psychanalyse et civilisations, 317 p., 170 F) ISBN : 2-7384-1974-7

L'HYPNOSE, SUGGESTION ET AUTOSUGGESTION
Michel LARROQUE
Reléguée au silence par la psychanalyse, l'hypnose doit aujourd'hui se redéfinir dans la continuité de son champ clinique et à l'éclairage de l'évolution actuelle, notamment du renouveau Ericksonien. Michel Larroque analyse ici avec pertinence l'évolution de ce grand courant de l'hypnose, ses relations avec les autres modes thérapeutiques, et la dimension philosophique de ses applications cliniques.
(Coll. Psychologiques, 171 p., 80 F) ISBN : 2-7384-1829-5

L'INJURE À FLEUR DE PEAU
Évelyne LARGUECHE
C'est d'abord celle qui colle à la peau de chacun : l'injure dite "raciste"
C'est aussi celle qui apparaît à fleur du droit du sang et du droit du sol : "Injuria sanguinis", "Injuria soli". L'injure à fleur de peau c'est enfin celle qui interroge l'"intention de nuire dans ses rapports avec l'inconscient". Trois approches intriquées qui tout en se situant dans une perspective psychanalytique élargissent
le champ d'investigation en s'attaquant à ses frontières, "à sa peau" zone de sensibilité où surgissent des questions d'une brûlante actualité.
(Coll. Santé, Sociétés et Culture, 188 p., 90 F) ISBN : 2-7384-1882-1

MALADIES, MÉDECINES ET SOCIÉTÉS. Approches historiques pour le présent (2 vol.)
Sous la direction de François-Olivier TOUATI
Cet ouvrage collectif offre un panorama étendu dans le temps (du Néolithique à nos jours) et dans l'espace (Europe, Afrique) des différentes méthodes mises en œuvre et des thèmes actuellement abordés par l'ensemble des sciences humaines concernant l'étude des relations entre les maladies, les médecins et les sociétés.
Tome 1 : 294 p., 200 F
Tome 2 : 338 p., 200 F ISBN : 2-7384-2063-X

PAROLES AU CORPS. Essai
Claude BOCHURBERG
L'être pourrait s'arracher à lui-même au moyen de "la parole-geste". C'est ce que Claude Bochurberg, fort d'une authentique culture humaine et philosophique vise à démontrer dans cet ouvrage, de manière subtile et cohérente. Il fallait, pour oser cette aventure, briser l'enfermement dans lequel on confine l'ostéopathie. Et l'auteur, se plaçant dans une double perspective physiologique et ontologique, a bien réussi un difficile pari : hisser la médecine manuelle, ostéopathique, au rang d'une catégorie philosophique.
(142 p., 80 F) ISBN : 2-7384-1855-4

LA PERCEPTION QUOTIDIENNE DE LA SANTÉ ET DE LA MALADIE. Théories subjectives et représentations sociales

Sous la direction d'Uwe FLICK. Préface de Serge MOSCOVICI

Quelles représentations, sociales ou subjectives, les gens ont-ils de la maladie ou de la santé ? De quoi dépendent-elles ? La perception quotidienne de la maladie et de la santé ne détermine pas seulement le comportement quotidien mais influe également de façon décisive sur le succès du traitement thérapeutique. Son étude apporte des éclaircissements sur la compréhension subjective de la santé et de la maladie dans la vie quotidienne et des idées pour le traitement des maladies, notamment chroniques ou devenues guérissables.

(Coll. Santé, Sociétés et Cultures, 398 p., 190F) ISBN: 2-7384-1539-3

PSYCHOLOGIE CLINIQUE ET INTERROGATIONS CULTURELLES

Sous la direction de Micheline REY-VON ALLMEN

Quel est le soutien psychologique et thérapeutique que les psychologues travaillant dans le champ éducatif peuvent offrir aux enfants, aux jeunes et aux familles de cultures différentes ? Et que faut-il penser des tests psychopédagogiques lorsqu'on s'adresse à des élèves dont les compétences linguistiques et culturelles, de même que les rapports à l'école, peuvent être différents de ceux de la communauté de référence ?

(Coll. Recherches Universitaires et Migrations, 375 p., 180 F)

ISBN : 2-7834-1833-3

PSYCHOLOGUES ET THÉRAPEUTES. Sciences et techniques cliniques en psychologie

Loick M. VILLERBU

La démarche clinique en psychologie a contribué à entretenir une révolution silencieuse des types et des modes d'action des psychologues. Les concepts, les méthodes et les dispositifs y ont acquis une telle spécificité qu'il est possible de parler des sciences et techniques des cliniciens psychologues, se différenciant des modèles issus des pensées expérimentales et génétiques ou psychanalytiques. En prenant comme exemple l'école, le cabinet de consultation, l'hôpital psychiatrique et la rue, l'auteur pose les premiers éléments de compréhension d'une nouvelle axiomatique et évalue en détail les principales procédures thérapeutiques.

(Coll. Psychologiques, 205 p., 110 F) ISBN : 2-7384-1904-6

REGARDS SUR LA FOLIE. Investigations croisées des sciences de l'homme et de la société.

Sous la direction de Bernard DORAY et Jean-Marc RENNES

Toute une série de thèmes sont traités ici : la citoyenneté des "malades mentaux", la désagrégation, les évolutions et stagnations institutionnelles, les représentations sociales de la folie et les diversités culturelles, l'épidémiologie, les problèmes de l'évaluation, la recherche clinique, les situations de travail, etc.

Une diversité dont l'ambition est de s'efforcer de couvrir l'essentiel du champ de la psychiatrie et de la santé mentale.

(Coll. Logiques Sociales, 438 p., 240 F) ISBN : 2-7384-1019-7

Pédagogie — Éducation — Formation

APPROCHE SYSTÉMIQUE ET PRODUCTION DE SAVOIR

Georges LERBET

Avec le développement de l'approche systémique, on assiste à des bouleversements dans le domaine scientifique et dans les modes de pensée. Les sciences humaines, étudiées ici, n'y échappent pas. Après un exposé très didactique sur les systèmes et sur les démarches qui en résultent, ce livre traite des recherches sur le complexe personne-savoir. C'est dans des situations de formations universitaires originales d'alternance qu'il est étudié, des situations où l'apprentissage s'opère plutôt par production de savoir que par simple consommation.

(Coll. Alternances, développements, 277 p., 140F) ISBN: 2-7384-1721-3

CRITIQUE DES SYSTÈMES DE FORMATION DES ADULTES (1968-1992)

Jacques GUIGOU

Livre de référence pour la génération des promoteurs de la formation permanente. *Critique des systèmes de formation* jusqu'alors épuisé est ici réédité intégralement et englobé dans un autre livre qui situe sa contribution en mettant en perspective historique plus de vingt années d' institutionnalisation de l'éducation des adultes.

(Coll. Défi-formation. 319 p. 150F) ISBN: 2-7384-1575-X

DURKHEIM, SOCIOLOGUE DE L'ÉDUCATION

Textes réunis par François CARDI et Joëlle PLANTIER

Depuis les années 60, un regain de faveur pour Durkheim s'est manifesté. Chez les sociologues, l'approche des faits pédagogiques et des systèmes éducatifs paraît marquée par l'inspiration durkheimienne. Ce livre s'attache à l'analyse interne de son œuvre pour souligner la spécificité de sa sociologie de l'éducation, la manière dont elle a été accueillie dans les milieux scientifiques étrangers et, plus généralement, son actualité.

(Coll. Bibliothèque de l'éducation, 218 p., 130 F) ISBN : 2-7384-2161-X

L'ENFANT APPRENTI LECTEUR. L'entrée dans le système écrit

Collectif

Comment les enfants apprennent-ils à lire ? Quelles sont les principales difficultés qu'ils rencontrent pour maîtriser la langue écrite ? Depuis des décennies, ces questions ont été soulevées par les pédagogues et les psychologues. Le présent ouvrage présente plusieurs recherches et recherches-actions qui apportent des éléments de réponse à tous ceux - notamment les enseignants et les formateurs - qui sont intéressés par ces questions. Des enseignantes rendent compte ici des situations et des procédures qu'elles ont utilisées pour aider les enfants à comprendre (et aimer) la lecture-écriture.

(Coll. CRESAS n°10, 220 p., 120F) ISBN: 2-7384-1857-0

LES ÉTUDES DOCTORALES EN SCIENCES DE L'ÉDUCATION. Pour un accompagnement personnalisé des mémoires et des thèses

Sous la direction de G. LE BOUEDEC et A. DE LA GARANDERIE

L'ambition de cet ouvrage est d'ouvrir un champ d'investigation et de propositions d'ordre psycho-pédagogique concernant la formation à la recherche. Quelles sont les difficultés que rencontre un doctorant? Comment organiser les séminaires de recherche? Comment un doctorant progresse-t-il dans la réalisation de sa thèse ? Ce livre répond à ces différentes questions. Réalisé sous la direction de deux directeurs de recherche en sciences de l'éducation, cet ouvrage intègre le témoignage de plusieurs doctorants ainsi que le point de vue d'un expert extérieur. *(Coll. Défi-formation, 146 p., 90F)*

ISBN: 2-7384-1673-X

LA FORMATION PAR PRODUCTION DE SAVOIRS

Sous la direction de Daniel CHARTIER et Georges LERBET

Il est à peu près évident que l'université "classique" a développé une logique d'enseignement où prime la consommation des savoirs par l'étudiant qui écoute des cours avant toute démarche créatrice. A côté de cette démarche, il en existe une autre qui met d'emblée l'accent sur la production de savoirs dans les apprentissages de haut niveau. L'objectif de cet ouvrage est de faire le point sur les formations supérieures centrées sur la production de savoirs.

(Coll. Alternances, Développement, 258 p., 130 F) ISBN : 2-7384-1856-2

LECTEURS ET LECTURES EN ÉDUCATION

Collectif sous la direction de Jean HASSENFORDER

Quels sont les livres qui comptent dans la réflexion sur l'éducation ? Pour effectuer des choix de lecture, il est bon de pouvoir trouver conseil auprès de lecteurs qui exposent leurs questionnements et qui montrent comment ils ont pu trouver des réponses dans tel ou tel ouvrage. A travers leurs témoignages ici recueillis, on pourra situer les livres dans leur contexte et connaître le climat dans lequel ils ont rejoint les interrogations de leurs lecteurs. Ainsi cet ouvrage peut-il jouer le rôle d'un guide, par le compagnonnage qu'il nous propose comme par la mise en évidence des ressources qui sont mises à notre disposition.

(Coll. Education et Formation, 357 p., 180 F) ISBN : 2-7384-2066-4

LYCÉENS ET PRATIQUES SCIENTIFIQUES. Comment les sciences deviennent une passion

Elisabeth LAGE

Nombre de lycéens s'engagent avec ardeur dans des pratiques scientifiques. Explorations de la nature, expérimentations, occupation solitaire ou collective. Ces activités sont envisagées ici dans leur évolution, telle qu'elle apparaît entre les années du collège et le début des études supérieures. Ce livre s'adresse à tous les lecteurs intéressés par la relation entre phénomènes affectifs et cognitifs dans la science.

(Coll. Bibliothèque de l'Education, 136 p., 80F) ISBN: 2-7384-1548-2

L'ORIENTATION PROFESSIONNELLE EN ALLEMAGNE ET EN FRANCE

Henri ECKERT

Ce livre retrace l'historique de l'orientation professionnelle de sa croissance avec le recours à la psychotechnique basée sur l'utilisation des tests et ses évolutions actuelles fondées beaucoup plus sur l'information des jeunes.

Un panorama comparatif, entre la France et l'Allemagne, des modes d'orientation scolaire et professionnelle.

(Coll. Logiques Sociales, 310 p., 160 F) ISBN : 2-7384-2053-2

LE SPORT POUR L'ENFANT. Ni records ni médailles. Conseils aux parents.

Jacques PERSONNE. Préface du professeur Jacques VILLAUMEY

Les pratiques sportives intensives précoces constituent un phénomène nouveau qui découle de l'exploitation politique des résultats, aggravée par des préoccupations mercantiles. L'auteur analyse ici les multiples dommages qu'elles entraînent et dénonce les institutions responsables. L'ensemble de l'ouvrage constitue une incitation à la réflexion des dirigeants, des entraîneurs et surtout des parents qui trouveront là une base fondamentale de conseils.

(233 p., 120 F) ISBN : 2-7384-2043-5

LES TRANSFORMATIONS DU SYTÈME ÉDUCATIF. Acteurs et politiques.

Sous la coordination de A. HENRIOT-VAN ZANTEN, E. PLAISANCE, R. SIROTA

Tout semble dénoter aujourd'hui un profond désarroi devant les transformations en cours dans le système éducatif : nouveaux élèves à scolariser, nouveaux enseignants à recruter, nouvelles politiques à appliquer. Ce livre ne vise pas à résoudre toutes les questions posées par le changement en éducation. Il cherche à mieux définir les problèmes, à présenter des données précises d'enquête.

(369 p., 180 F) ISBN : 2-7384-1868-0

Philosophie

L'AMOUR DANS LA PENSÉE DE SØREN KIERKEGAARD. Pseudonymie et polyonymie

Chantal ANNE

On sait ce que les diverses philosophies de l'existence de Sartre, Jaspers, Heidegger, doivent à Kierkegaard. On sait moins la force de mobilisation d'une œuvre qui avait su se situer au point focal de la culture chrétienne et de la crise de la société européenne, à partir de l'expérience philosophique de l'amour. L'originalité du présent ouvrage tient à la force d'interrogation qu'il s'entend à restituer à une telle pensée.

(Coll. La Philosophie en commun, 143 p., 90 F) ISBN : 2-7384-1784-1

À PROPOS DE LA «PHILOSOPHIE DE L'ARGENT» DE GEORG SIMMEL

Collectif

Signe et représentation de la valeur, l'argent suppose la confiance dans l'ordre social, un langage commun, toute une chaîne de croyances... Coment s'opère le consensus ? Quels sont le liens qui se sont tissés entre monnaie et mesure, droit et État ? Les interrogations multiples qui naissent à la lecture de Simmel conduisent à mettre en question le cadre monodisciplinaire.

(271p., 150F.) ISBN : 2-7384-1652-7

CE QUI VIENT À L'ESPRIT EN SITUATION PSYCHANALYTIQUE

Jacqueline ROUSSEAU-DUJARDIN

L'époque est passée où l'on entreprenait une psychanalyse pour obéir, selon une méthode d'actualité, à l'injonction delphique du "connais-toi toi-même". Maintenant, on souffre et c'est pour cela que l'on vient trouver quelqu'un qui a son temps et son espace pour développer la douleur, c'est déjà un soulagement, certes. Mais, très souvent, le symptôme, n'est pas abrasé pour autant. La psychanalyse vise en deçà creusant "ce qui vient à l'esprit", soulève des questions qui, de palier en palier, fouilleront les traces des origines, inscrites en chacun et que chacun réinscrit.

(Coll.La Philosophie en commun, 167 p., 80 F) ISBN : 2-7384-1471-0

LA CONNAISSANCE ET LA LOI DANS LA PENSÉE ÉCONOMIQUE LIBÉRALE CLASSIQUE

Claude ROCHE

Pourquoi donc les économistes se trompent-ils ? "L'idéologie néfaste" des professionnels de l'économie est régulièrement dénoncée. Cette crise sans précédent dans notre histoire, prend racine dans le rejet, commun à tous les économistes modernes, des fondements philosophiques et historiques de la doctrine économique libérale. Les économistes auraient-ils perdu le sens de la réalité dont ils font leur objet ? Ce livre l'affirme en montrant que ce marché est d'abord une réalité construite par une volonté politique, ceci illustré par les travaux des auteurs libéraux, notamment John Locke.

(430 p., 220 F) ISBN : 2-7384-2209-8

DISCOURS SUR L'ÉGALITÉ PARMI LES HOMMES. Penser l'alternative

Tony ANDREANI et Marc FERAY. Préface de Max GALLO

Ce livre rouvre le débat sur le thème central de "l'égalité parmi les hommes", en le poussant jusqu'à son terme, et donc en posant la question de l'organisation économique, sociale et politique qui permet à l'égalité d'entrer dans les faits pour s'incarner dans les conditions réelles de la vie. Les auteurs renouent ainsi avec une tradition philosophique et politique qui veut cette exploration complète, de la philosophie à la politique, de l'ethnologie à l'histoire économique, de la réflexion sur l'individu à une analyse de l'État.

(482 p., 250 F) ISBN : 2-7384-2078-8

L'IDENTITÉ PHILOSOPHIQUE EUROPÉENNE

Sous la responsabilité de Jacques POULAIN et de Patrice VERMEREN

Ces dix dernières années l'Europe est apparue plus que jamais porteuse d'une rationalité critique, redécouvrant ainsi l'identité philosophique qui l'habite et la pousse à soumettre son devenir à la raison. Mais elle affronte aujourd'hui cet enjeu en devant reconnaître que les faillites de l'est et de l'ouest, sont, elles aussi, les fruits de sa modernité. Sa volonté de rationalisation a beau avoir conduit l'homme à la maîtrise du monde, le désir de maîtrise

éthique et politique de soi qu'elle nourrissait ne semble avoir rencontré que des échecs massifs.
(Coll. La Philosophie en Commun, 281 p., 150F) ISBN : 2-7384-2222-5

LE MUSÉE, L'ORIGINE DE L'ESTHÉTIQUE

Jean-Louis DEOTTE

Il y a une puissance d'art du musée qu'il faut restaurer contre la critique inaugurale d'un Quatremère de Quincy ou d'un Valéry. Le musée, rendant absent le monde des hommes pour l'art, laisse place à une temporalité qui n'est pas celle des événements historiques. Celle de l'histoire de l'art est une temporalité plus originaire, de donation des époques de l'art. Le musée ne serait donc pas un triste accident survenu à l'art au XVIIème siècle : il en est le site. Cette analyse est nécessaire pour accéder à ce qui, même dans l'art le plus contemporain, en constitue toujours l'intérieur.
(Coll. La Philosophie en commun, 439 p., 180F) ISBN : 2-7384-1557-1

LA NATURE EN POLITIQUE ou l'enjeu philosophique de l'écologie

Sous la direction de Dominique BOURG

Il faut désormais promouvoir une politique philosophique de la nature, sans tarder, en dépit des données scientifiques en matière d'environnement. Car l'urgence fait trop souvent oublier que l'incertitude pèse tout autant sur les fins, les modalités, les risques et les limites de cette action. Fruit de la collaboration de chercheurs issus de disciplines différentes et de l'échange de leurs réflexions, cet ouvrage vient combler le vide laissé entre le diktat des experts et le jusqu'au-boutisme des militants.
(Coll. La Philosophie en commun, 172 p., 110 F) ISBN : 2-7384-1936-4

LA NEUTRALISATION DU JUGEMENT ou la critique pragmatique de la raison politique

Jacques POULAIN

La motivation essentielle de la politique pragmatique philosophique est de montrer comment la communication permet à l'homme de se produire lui-même et d'instaurer ainsi les conditions de sa liberté. L'auteur montre ici que seul l'exercice du jugement politique par chacun peut rendre à la vie sociale sa force d'émancipation. C'est en faisant respecter la loi de vérité cas par cas, coup par coup, qu'il fraye la voie à une véritable démocratie philosophique.
(Coll. La Philosophie en Commun, 268 p., 140 F) ISBN : 2-7384-1785-X

QUATRE SAISONS DE LA SOCIÉTÉ MARCHANDE

Grégoire MADJARIAN

Cet ouvrage présente "l'histoire des idées" à travers quatre semeurs d'idées et auteurs de fiction, Hobbes, Locke, Rousseau et Proudhon, suivant l'ordre d'entrée en scène et le mouvement de la comédie sociale que constitue la société marchande moderne. Il est pressant de se référer à leurs textes et à leur idéologie, en ce temps où l'individualisme et l'argent se montrent les seules valeurs universelles.
(170 p., 90 F) ISBN : 2-7384-2075-3

LA QUESTION DU JUGEMENT

Josette LANTEIGNE

Descartes n'hésitait pas à faire du jugement "la faculté la mieux partagée". Cette confiance dans la faculté de juger a aujourd'hui complètement disparu. Et la philosophie demeure bouche bée face à la question qui l'anime : "qu'est-ce que juger ?" Les deux réponses emblématiques qu'ont proposées l'époque contemporaine via Kant et Wittgenstein ne font que réouvrir la question. En imaginant un dialogue entre les deux philosophes, J. Lanteigne nous arrache à l'impasse où ils continuent de nous acculer, car elle démontre qu'ils n'y parviennent qu'en pensant vrai ce qu'ils nous disent des jugements et du langage.

(Coll. La Philosophie en commun, 255 p., 140 F) ISBN : 2-7384-1577-6

LA RAISON DES VAINCUS

Reyes MATÉ

La crise de civilisation que nous affrontons est semblable à celle du XVème siècle. Nous sommes, nous aussi, témoins de l'épuisement des grandes idéologies modernes qui dessinèrent le monde actuel. Mais ce qui s'épuise, c'est moins les idéologies que leur «humus» culturel : l'esprit des Lumières. Il est temps désormais de prêter l'oreille à ce qui, de Jérusalem, a tenté de rendre la parole à la «raison des vaincus».

(Coll. La Philosophie en commun, 229 p., 130F) ISBN : 2-7384-1880-5

RATIONALITÉ ET MODERNITÉ

Gunnar SKIRBEKK

Être moderne, c'est savoir user de sa raison. Développant les principales implications de cette définition pragmatique de la modernité, l'ouvrage du philosophe norvégien Gunnar Skirbekk fait apparaître l'apologie de la subjectivité moderne ainsi que la dénonciation postmoderne de sa volonté de puissance comme deux attitudes philosophiques idéologiques et dépassées, comme deux prises de position pré-modernes.

(Coll. La Philosophie en Commun, 158 p., 90 F) ISBN : 2-7384-1984-4

LA TENTATIVE SCHELLINGIENNE. Un système de la liberté est-il possible ?

Saverio ANSALDI

Avec les *Recherches sur l'essence de la liberté humaine*, Schelling atteint sans doute un des moments les plus hauts de sa spéculation, en ouvrant ainsi un champ d'interrogation tout à fait décisif à l'intérieur de l'idéalisme allemand. La philosophie de la liberté de Schelling devient alors le lieu privilégié où agissent et s'engendrent les tensions spéculatives les plus différentes de la pensée contemporaine, de l'ontologie de Heidegger à l'image répétitive de Deleuze, de la dialectique négative d'Adorno à l'agir communicationnel de Habermas.

(Coll. La Philosophie en Commun, 175 p., 110 F) ISBN : 2-7384-2060-5

THÉORIE ALLEMANDE ET PRATIQUE FRANÇAISE DE LA LIBERTÉ

Solange MERCIER-JOSA

Que faire aux époques où le libéralisme paraît être l'unique liberté ? Ce livre formule une objection de taille. A ceux qui aujourd'hui s'aveuglent volontairement sur la destruction réelle de l'idée ouvrière et de son héritage par la réponse libérale, il rappelle que celle-ci s'est déjà révélée incapable de clore l'histoire de la liberté.

(Coll. La Philosophie en Commun, 393 p., 190 F) ISBN : 2-7384-2056-7

653830 - Mai 2016
Achevé d'imprimer par
1livre.com
du rêve à la réalité !

Made in the USA
Monee, IL
06 November 2026

68085977R00076